# 现代医学影像与技术

胡　伟　刘瑞雪　崔传雨　编著

汕头大学出版社

**图书在版编目（CIP）数据**

现代医学影像与技术 / 胡伟，刘瑞雪，崔传雨编著
. -- 汕头：汕头大学出版社，2021.12
　　ISBN 978-7-5658-4535-2

　　Ⅰ．①现… Ⅱ．①胡… ②刘… ③崔… Ⅲ．①影像诊
断 Ⅳ．①R445

　　中国版本图书馆CIP数据核字（2021）第256008号

**现代医学影像与技术**

XIANDAI YIXUE YINGXIANG YU JISHU

编　　著：胡　伟　刘瑞雪　崔传雨
责任编辑：汪艳蕾
责任技编：黄东生
封面设计：中图时代
出版发行：汕头大学出版社
　　　　　广东省汕头市大学路243号汕头大学校园内　邮政编码：515063
电　　话：0754-82904613
印　　刷：廊坊市海涛印刷有限公司
开　　本：710mm×1000 mm　1/16
印　　张：17.25
字　　数：270千字
版　　次：2021年12月第1版
印　　次：2022年5月第1次印刷
定　　价：158.00元
ISBN 978-7-5658-4535-2

# 目　录

# 第一章　超声的基本概念

研究和应用超声波的物理特性并用以诊断人体疾病的科学叫超声诊断学。它所涉及的内容有超声原理、仪器构造、显示方法、操作技术、记录方法及对回声或者透声信号的分析与判断、正常解剖组织和病变组织的声像图特征及血流特性等。

超声诊断目前主要应用的是超声的反射原理,即超声的良好指向性和与光相似的反射、折射、衰减及多普勒效应等物理特性。不同类型的超声诊断仪,采用不同的方法将超声发射到体内,并在组织中传播,当正常和病变组织的声阻抗有一定差异(只需1/1000)时,它们所构成的界面就会对其发生反射和散射,用仪器将此种反射和散射的超声(回波)信号接收下来,并加以检波等一系列的处理之后,便可将其显示为波形(A超)、曲线(M超)或图像(B超)。由于各种组织的界面形态、组织器官的运动状态和对超声的吸收程度不同,其回声有一定的共性和某些特性,结合生理、病理解剖和临床表现,观察、分析这些情况,总结其规律,可对病变部位、性质或功能障碍做出指向性的以至肯定性的判断。

超声能显示人体软组织及其活动状态,对软组织的分辨力比X线要大100倍,因而它被广泛地应用于人体各种内脏器官及头面五官和四肢,甚至颅脑及骨骼疾病的诊断。它并具实时显示、操作简便、重复性好、快速准确、轻巧便利、价格低廉及无创无痛(介入超声例外)等优点。因而它已与X线CT、磁共振成像及核素显像齐名,成为四大现代医学影像技术之一,且在心血管疾病诊断中具有独特的作用。

## 第一节　超声波及其物理性质

声波是机械振动在弹性介质内的传播,它是一种机械波。按照频率的高低分类,频率在 16Hz 以下,低于人耳听觉低限者为次声,频率在 16~20000 Hz,人耳能听到者为可闻声;频率在 20000 Hz 以上,高于人耳听觉高限者为超声波。

声波在介质中传播时,每秒质点完成全振动的次数,称为频率($f$),单位是赫兹(Hz);声波在一个周期内,振动所传播的距离,称为波长($\lambda$),单位是毫米(mm),常用医用诊断超声波的波长为 0.15~0.6 mm;声波在介质中传播,单位时间内所传播的距离,称为声速($c$),单位是米/秒(m/s)。频率、波长和声速之间的关系可用下式表示:

$$f = c/\lambda$$

弹性介质中充满超声能量的空间,称为超声场。超声场分为两段:近声源段声束基本平行,可以圆柱作模拟,此段称为近场;而远离声源段声束开始扩散,其束宽随距离增大而不断增宽,可用一个去顶的圆锥体模拟,此段称为远场。近场长度($L$),可按下式计算:

$$L = r^2/\lambda = (D/2)^2 \times (f/c)$$

式中,$r$ 为换能器半径,$D$ 为其直径。

当声波从一种介质向另一种介质传播时,由于声阻抗不同,在其分界面上,一部分能量返回第一种介质,这就是反射。而另一部分能量穿过第二种介质并继续向前传播,即为透射。反射波的强弱是由两种介质的声阻抗差决定的,声阻抗越大,反射越强。

当两种介质声速不同时,穿过大界面的透射声束就会向偏离入射声束的方向传播,这种现象称为折射。

超声波在介质中传播,如果介质中含有大量杂乱的微小粒子(如血液中的红细胞、软组织中的细微结构、肺部小气泡等),超声波便激励这些微小粒子成为新的波源,再向四周发射超声波;这一现象称为散射。它是超声成像法研究器官内部结构的重要依据,利用它能弄清器官内部的病变。超声波在介质中传播,如遇到的物体直径小于$\lambda/2$时,则绕过该物体继续向前传播,这种现象称为绕射(也称衍射)。由此可见,超声波的波长愈短,频率愈高,能发现的障碍物则愈小,即显现力愈高。具有方向性的成束声波,即根据声的指向性,集中在某方向发射的声波束,称为声束。

从声源发射经介质界面反射至接收器的声波称为回声(又称回波)。

超声波在介质中传播,声能随传播距离的增加而减小,这种现象称为衰减。超声在介质中传播时,介质质点沿其平衡位置来回振动,由于介质质点之间的弹性摩擦使一部分声能变成热能,这就叫黏滞吸收。通过介质的热传导,把一部分热能向空中辐射,这就是热传导吸收。黏滞吸收和热传导吸收都能使超声的能量变小,导致声能衰减。因此,衰减指的是总声能的损失,而吸收则是声能转变成热能这一部分能量的损失。

声波在介质中传播时,介质质点(粒子)发生稀疏或密集,有声波传播的区域中的质点便获得了动能或位能,这部分能量称为声能。

在一不易透声的环境中,有一处具有介质,超声可通过该介质到达深部,该处即为声窗(又称透声窗)。

用声波照射透声物体,以获得该物体及其内部结构断面图像的一种成像技术,称为声成像。

用声成像或超声成像所获得的图像称为声像图或超声显像。

具有弹性、能够传递声波的各种气体、液体和固体称为传声媒介或传声介质。

放入探头和检测对象之间,使超声波传递良好的介质称为耦合介质。

由超声探头各阵元边缘所产生的,不在超声主声束方向内的外加声束称为旁瓣。

发射强超声波于液体中,液体中产生溶解气体或液体蒸汽的气泡,这种气泡成长而爆裂以至消灭的现象称为空化。

将超声场中低能量密度变换为气泡内部及其周围的高能量密度,能量被聚集到极小的体积之内,使气泡长成并发生爆裂。爆裂时的振动产生猛烈的作用,这就是超声空化效应。它会引起生物机体、细胞和微生物的损伤和破坏。

声源停止后,声波的多次反射或散射使回声延续的现象称混响。

任何紊乱的、断续的、统计上随机的声振荡,也就是在一定频段中任何不需要的干扰,如电波干扰所致的无调声、不需要的声音均称为噪声。

将超声波射入被检体,利用来自被检体的声不连续或不均质部分的反射(界面反射)的方法称反射法。常用超声波脉冲,故又称脉冲反射法。

超声波射入被检体中,利用其直接穿过被检体的超声波的方法称透射法。

石英晶体或压电陶瓷材料,在其不受外力时,不带电。而在其两端施加一个压力(或拉力)时,材料受压缩(或拉伸),两个电极面上产生电荷,这种现象称为正压电效应。材料的压电效应是可逆的,即给压电材料两端施加交变电场时,材料便会出现与交变电场频率相同的机械振动,这种现象称逆压电效应。

当声源与接收器间存在着对向运动时,接收器收到的频率比声源发出的频率增高;反之,当声源与接收器背向运动时,接收器收到的频率比声源发出的频率要低。这一现象称为多普勒效应。接收频率和发射频率差称为频移($fd$),可用下式表示:

$$fd = 2V\cos\theta/\lambda$$

式中,$V$ 为运动物体的速度,$\lambda$ 为声波波长,$\theta$ 为声束入射方向与物体运动方向间的夹角。在日常生活中常可见到这种现象。如当火车鸣笛并向着我们开来时,我们听到的是高尖的声音(频率高);而当它远离我们而去时,听到的是较为低沉的声音(频率低)。

回声源(红细胞)的速度和方向以谱图的形式记录下来,即为频谱或多普勒频谱。在多普勒频谱图中,零基线将图分为上、下两个部分,分别代表血流的正、负方向。纵坐标代表差频值(kHz)或血流速度值(cm/s),横坐标为时间值

(s)。当红细胞以相同速度运动时,呈狭谱(速度范围窄);当它以不同速度运动时,呈宽谱(速度范围宽)。

在频谱中,横坐标代表频率,纵坐标代表振幅。频率与振幅的乘积,即频谱曲线下的面积等于信号的功率,故此种频谱称功率谱。功率谱可看作取样容积或探测声束内红细胞流速与血细胞数量之间的关系曲线。

## 第二节　超声仪与超声图像

超声诊断仪的核心部件是探头(或曰换能器),它是发射并回收超声波的装置。它将电能转换成声能,再将声能转换成电能。换能器由晶片、吸声背块、匹配层及导线四个部分组成。医用超声探头的频率通常为 1~10MHz。

探头可分为扇形、方形、凸阵、环阵和相控阵等多种类型。目前,腹部器官超声探测用得最多的是凸阵,它是一种多阵元探头,其阵元排列成凸弧形,工作时依次发射和接收超声,所获得的图像为方形或扇形的结合。凸阵探头探测肾脏可获得宽广的深部和浅表视野,能够容易地获得整个肾脏的切面图像,用于肾脏探测的探头频率多为 3.5MHz。

阻抗匹配探头,此种探头装有专利的、与人体匹配较密的、低声阻抗"软"复合材料,从而改善了同焦点聚焦成像的效应,显著地减少了组织界面和探头之间的混响伪差,消除或降低了近场的雾样模糊的条状信号,使近场组织获得崭新的清晰度。它具有固有的宽频带,可接收 70%~80%的信号,而一般探头只接收 50%~60%的信号,故它在对近场提供卓越分辨率的同时,不损失对远场的穿透力。

判断探头质量好坏的决定因素是其分辨力。分辨力是超声所能分辨出两界面最短距离的能力。可分纵向分辨力和横向分辨力两种。纵向分辨力(又称轴向分辨力、距离分辨力或深度分辨力),指的是辨别位于声束轴线上两个物体之间的距离的能力。一般的 B 超显像仪,其纵向分辨力可达 1mm 左右。横向分辨力(又称侧向分辨力、方位分辨力或水平分辨力),指的是辨别处于与声束轴线垂直的平面上两个物体的能力。它用声束恰好能够分辨的两个物体的距离来量度。横向分辨力由晶片的形状、发射频率、聚焦及离换能器的距离等因素决定。现代 B 超显像仪,其横向分辨力可优于 2mm。

超声扫描对象图像的清晰度与图像线数、帧数均有关。每一帧图像都是由许多超声图像线组成,一个超声脉冲产生一条图像线,单位面积内的图像线数越多,即线密度越高,图像就越清晰。这就是图像线分辨力。但线密度与帧率和(或)扫描深度必须兼顾,如线密度增加则帧率和(或)扫描深度必须降低或减少,后者又称帧分辨力。

超声仪显示振幅相似,而灰阶细微差别不同的回声的能力,称为对比分辨力。若灰阶细微差别相似,则此种信息将丧失。因此,对此分辨力也可以说是区分不同组织的能力或超声在显示组织结构质地上微细变化的能力。它受仪器有关的动态范围的影响。

分辨细微结构和血流,并显示其正确的解剖学位置的能力,称为空间分辨力。它由画面的像素总数和声束的特性决定。像数总数可达 512×512 个,甚至 1024×1024 个。声束特性包括纵向和横向分辨力等。

超声仪显示小目标的能力或清晰显示目标细节的能力,称为细节分辨力,又称清晰度分辨力。

正确地显现实时血流全部相位的能力,称为瞬时分辨力,如显示肾动脉血流频谱的收缩末期高峰血流和舒张末期血流实时相位的彩色图像即是。

沿超声束的不同深度对某一区域的多普勒信号进行定位探测的能力,称为距离分辨力,又称距离选通。某一区域即为取样容积。

在超声场内,将声束中的超声能量会聚成一点的方法称为聚焦。它有利于减小声束,提高横向分辨力,又可分为几何(机械)聚焦和电子聚焦。

使声束在整个深度范围内均得到聚焦的方法,称为动态聚焦。一般为三点或四点动态聚焦,取得的焦点越多,成像速度越慢。

连续发射聚焦和连续接收聚焦,在整个图像的全部深度上512条显示线中的每一点,即512点均连续发射、接收,同时又都连续聚焦而不降低帧频的新技术,称为同焦点聚焦成像。它是通过伴有声聚焦规则系统的全部超声束的参数高速重编程序来实现的。在速度上较传统超声仪快了若干倍,提高了信噪比,从而使图像具有较高的帧率、匀细度、空间分辨力及对比分辨力。

将超声波信号加以放大的方法称为增益。一般取对数放大,增益调节通过射频放大器的放大倍数实现,前提是必须有适当的输出能量。在实时扫描过程中,将所需的图像停留在荧光屏上,得到一幅"静止"的图像称冻结。

使接收系统的增益随时间而改变的方法,称时间增益控制。由于时间对应于声波的传播距离,因而又称为距离增益控制。一般采取近场抑制,远场增强以使整个图像得以清晰逼真地显示。

仪器电路上自动地降低大信号的放大倍数,提高小信号的放大倍数的控制装置,称自动增益控制。它能使强弱不等的回声信号,在显示器上以基本相同的亮度显示出来。

用于调整频谱分析电路(一维或二维多普勒仪)或整个多普勒电路(彩色多普勒仪)中输入信号的强弱的装置,称为多普勒增益。

去除比限幅电压低的弱信号和噪声,以去除干扰,提高图像清晰度的方法,称为抑制。

用来去除脉冲波或连续波多普勒频谱中的低振幅噪声的方法,称为信号抑制。除在高频射流,如严重的主动脉瓣狭窄、小孔室间隔缺损,为显示最大流速应尽量调低外,通常应加大信号抑制,以使频谱清晰。

用于调整压缩多普勒的信号振幅范围,使其最强和最弱信号之间的频谱灰阶差距变小的方法,称范围压缩。灰度(亮度)的等级称为灰阶。一般B超仪取8~16级灰阶,已可获得层次丰富的图像,目前仪器所取的最大的灰阶是256级。

把超声模拟信号转换成数字信号,并送入数字扫描换能器处理运算的过程,称为模数(A/D)转换。

单位时间内成像的幅数(帧数)称为帧率。帧率高则图像闪烁少,便于观察分析活动器官。但帧率受到图像数数、观察器官深度、声束和扫描系统的制约。

快速傅里叶转换是一种将傅里叶转换大为简化的新的计算方法。它是通过微机处理来执行的。对复杂的信号通过计算机处理做出计算,就能鉴别现有信号的各种各样的频移和频移信号的有关流向,快速傅里叶频谱分析是组成双功能检查的重要部分,能筛选和定量处理与红细胞有关的频率资料。

利用数学方法对多普勒信号的频率、振幅及其随时间而变化的过程进行实时分析的技术称为实时频谱分析。由法国数学家傅里叶首先证实:任何一个复杂的波形均可分解为一系列基本的、简单的正弦波。

用于滤去由于心房壁、心室壁、血管壁及瓣膜运动所产生的低频信号的装置,称为壁滤波器。检测静脉系和房室瓣血流可选 $200\sim400Hz$,心室和半月瓣血流选 $400\sim800Hz$,瓣膜狭窄、分流和心内分流可选 $800\sim1600Hz$。

每秒内发射脉冲群的次数称为脉冲重复频率,又称取样频率。超声诊断仪的脉冲重复频率范围为 $0.5\sim4Hz$。

B超彩色显示又称彩色编码显示或伪彩色显示,简称 B 彩或彩阶。它是将超声信号的幅度或黑白图像的各个灰阶值,按照一种线性或非线性函数关系,进行彩色编码,映射成相应的彩色。彩色并不反应目标的真实颜色。但可加强对比度,提高检查者的视觉敏感性,丰富图像信息,补充二维黑白图像的不足。

在超声图像上,不同组织或同一组织由于病变,其传声性能发生改变,表现为回声的强弱不等,一般可分为 6 级,从弱至强具体如下。

无回声区:为病灶或正常组织内不产生回声的区域。

低回声:又称弱回声,为暗淡的点状或团块状回声。

等回声:病灶的回声强度与周围正常组织的回声强度相等或近似。

中等回声:为中等强度的点状或团块状回声。

高回声:回声强度较高,但一般不产生声影,多见于纤维化或钙化的组织。

强回声:超声图像上形成的反光增强的点状或团块状回声,其强度最强,一般有声影,多见于结石与骨骼。

此外,根据回声的多少和形态还有所谓的浓密回声,即图像上密集而明亮的点状回声。而点状回声就是通常所说的"光点"。实性回声则指的是在图像上的某一区域,无后壁和后增强效应,可肯定为实质的回声。

由于障碍物的反射和折射,声波不能到达的区域,亦即强回声后方的无回声区,就是所谓的声影,见于结石、钙化、致密组织回声之后。

中间为强回声,周围为弱回声,整个形态类似肾脏的图像称为假肾征,常见于正常胃亦可见于肠道肿瘤。

由于超声成像系统原理上的不足、技术上的限制、方法上的不全、诊断上的主观臆断等客观条件和人为因素造成的图像畸变或假象,以及检测得到的数据与真实情况有差异的均属伪差,又称伪象、假象、伪影等。它可导致误诊,故须充分了解其原因和特征,以鉴别真伪。

因增益调节不当所致的伪差称为增益调节伪差。增益过低可使目标变小、回声变暗,增益过高可使目标变大、回声增强而造成误诊,如使内部回声增多的小囊肿误诊为实性肿物。

由于声速差异、折射及仪器与探头等各种原因造成的超声成像仪在测量距离时出现的伪差,称为测距伪差。纵向测距伪差,取决于介质声速与软组织平均声速之间的差值大小。横向测距伪差,多由折射造成,与界面间的声速变化也有关,测距伪差还与仪器、探头及目标物是否斜位等有关。超声引导穿刺术中,对深部的细管道进行定位应注意。现今用计算机进行校正,可克服声束所致的伪差。

超声垂直照射到平整的界面而形成声束在探头与界面之间来回反射,出现等距离的多余回声,其回声强度依次减弱,称为多次反射。由多次反射和(或)散射而使回声延续出现的现象称为混响。腹壁回声常出现混响,使膀胱和肾脏浅表囊肿等部位出现假性回声。

多途径反射伪差,当声束非垂直入射到界面,反射波束偏离声束方向,遇到另一个不在声束传播方向上的界面,再次产生反射返回探头时,在示波屏上显示的位置与目标实际所在的位置不一致所致的伪差。在临床上,可通过改变角度与部位,使声束垂直入射到界面来消除这种伪差。

在多普勒基线两侧同时出现对称的频谱假象,称多普勒信号的镜像伪差。它使方向判断发生困难,常见门脉主干与左支、肠系膜上动、静脉,脾动、静脉,胃左静脉,脐静脉子宫动脉及移植肾动脉等。其原因是:多普勒声束的 $\theta$ 角近于90°,导致频差太小;因多普勒增益过高,引起弱信号扩大,噪声加大。防止的方法是减小 $\theta$ 角,降低多普勒增益。

在多普勒频谱图上,频带与基线之间的无回声信号区,称空窗区。

在正常血管内,红细胞以相当一致的方向和速度流动,这种血流即为层流。其多普勒频移的增减与大小相似,速度分布剖面图呈中央在前,两侧靠后的抛物线状。频谱呈狭带状,回声密集,Reynold 数小于1000。彩色多普勒血流图呈单一色彩,中央鲜亮,两侧依次变暗。其可听血流信号呈平顺的乐音。

红细胞运动的方向和速度不一致的血流,称为湍流。其多普勒频移大小不均,正负不一。频谱呈宽带形,回声稀疏,Reynold 数大于2000。彩色多普勒血流图呈多色混杂状。其可听血流信号呈粗糙的混杂音。湍流又可分为紊流、射流和涡流三种。

紊流频谱形态不规则,单向主频谱充填、流速 $40\sim60$ cm/s,有低幅负向频谱。彩色多普勒血流图显示彩色明亮,正向血流红中带黄,负向血流蓝中带紫。此型多见于二尖瓣狭窄及各瓣口关闭不全。

射流频谱呈单向波形,有明确的主频谱且部分充填,血流速度 $100\sim200$ cm/s,甚至更高。加速和减速时间均延长。彩色多普勒血流图显示正向血流呈鲜亮的红色并带黄色,负向血流呈鲜亮的蓝色并带白色。

涡流为经过严重狭窄后扩张的血管腔或心腔所形成的许多小漩涡状离散

的血流。其频谱无规则、呈双向、无明确主峰。主频谱全充填,流速 80~140 cm/s。彩色多普勒显示五彩镶嵌的血流。可闻血流声嘈杂刺耳响度大。此种血流见于室间隔缺损、瓣口返流及明显的动脉狭窄等病变。

血流进入大的空腔时,其主血流朝前,抵达腔壁后折返,在主血流的侧方形成一反向血流,两股血流方向相反,各占一定范围,较大的漩涡,即所谓漩流。彩色多普勒显示出边界分明的红、蓝两条血流束。在多普勒频谱图上见正、负双向的血流频谱,均为层流,离散度不大。此型血流见于正常人的左心室流入及流出道,部分动脉导管未闭的肺动脉干内及夹层动脉瘤的动脉扩张处。

血液在循环流动过程中会遇到来自血管的阻力,频谱多普勒可以通过测量其血流速度来估测其阻力,常用的血液循环阻力指标如下。

(1)$A/B$ 值($A/B$ ratio):为血液循环阻力指标之一。其中 $A$ 为收缩期最高(峰值)血流速度,$B$ 为舒张期最低(或峰值)血流速度。

$A/B$ 正常值为 1.2 左右。60 岁以后此值缩小,若 $A/B>1.05$,80% 是正常的;$A/B<1.05$ 则 88% 有异常。若 $A/B=7.5$,血管狭窄$<60\%$;$A/B=11$,血管狭窄$>65\%$;$A/B=18$ 则血管狭窄$>90\%$。

(2)阻力指数(resistance index,RI):血液循环阻力指标之二。其计算公式为:

$$RI = (Max\ vel - Min\ vel)/Max\ vel$$

式中,Max vel 为收缩期最高(峰值)血流速度,Min vel 为舒张期最低(或峰值)血流速度。

正常值为 0.55~0.75。大于 0.75 表示阻力增高;小于 0.55 表示阻力降低。

(3)搏动指数(pulsatility index,PI):血液循环阻力指标之三。其计算公式为:

$$PI = (A - B)/M$$

式中,$A$ 为收缩期最高(峰值)血流速度,$B$ 为舒张期最低血流速度,$M$ 为平均血流速度。PI 对估测血管管腔有否阻塞较有帮助。

（4）阻抗指数（impedance index，ImI）：血液循环阻力指标之四。其计算公式为：

$$ImI = A \times M/B^2$$

式中，$A$ 为收缩期最高（峰值）血流速度，$B$ 为舒张期最低血流速度，$M$ 为平均血流速度。在胎儿宫内发育迟缓，其脐动脉的 ImI 明显增高。

# 第二章　超声的分类及特点

超声诊断仪的种类繁多,且相互兼容,因而分类复杂,国内外尚未统一。目前,大致可按超声的发射、接收、控制扫查的方式和回声显示四个方面分类。

按超声发射方式可分为连续发射法和脉冲发射法。

按接收超声的方式可分为反射法和透射法。

按控制扫查的方式可分为超声手控式、机械式(又分为慢速扫查和快速扫查)电子式(又分为线阵和相控阵)。

按回声的显示方式可分为超声示波诊断法(A型诊断法)、超声显像诊断法(B型诊断法)、超声光点扫描法(M型诊断法)和超声频移诊断(D型法)。

按回声显示方式分类是现时最常用的超声诊断的分类方法。按这一分类方法制成并命名的超声诊断仪现已广泛用于临床并为人们所采纳。

B型诊断法又可分为慢速成像法(包括手控探头扫查法、机械运动探头扫查法和计算机驱动探头扫查法)和快速成像法(包括机械方形扫查法、机械扇形扫查法、电子线阵-方形扫查法、电子相控阵-扇形扫查法)。

属于B型诊断范围的还有P型、C型、超声全息法、超声摄像法、超声CT和F型超声等。

在这里,我们简要介绍以下几种超声(或超声诊断仪)及其特点。

## 一、A型超声

A型(amplitude modulation)超声,为幅度调制型超声,亦即超声示波诊断。它是利用超声波的反射特性来获得人体组织内有关信息,从而诊断疾病。当超声波束在人体组织中传播遇到两层不同阻抗的邻近介质界面时,在该界面上就产生反向回声,每遇到一个界面,产生一个回声,该回声在示波器的屏幕上以波的形式显示。界面两侧介质的声阻抗差愈大,其回声的波幅愈高;反之,界面的声阻抗差愈小,其回声的波幅愈低。若超声波在没有界面的均匀介质中传播,即声阻抗为零时,则呈无回声的平段,根据回声波幅的高低、多少、形状,可对组织状态做出判断。

临床上常用此法测定组织界面的距离、器官的径线,探测肝、胆、脾、肾、子宫等器官的大小和病变范围,也用于眼及颅脑疾病的探查。现时,A 型超声的许多诊断项目已逐渐被 B 型超声所取代。然而,它对眼轴的测量,浆膜腔积液的诊断及穿刺引流定位等,由于其简便易行、价格廉宜仍可能在个别场合使用。

## 二、M 型超声

M 型超声,是辉度调制型中的一个特殊类型,早期将之称为 M 型超声心动图(M-ultrasound cardiogram & echocardiogram)。主要用于心脏及大血管检查。它是在辉度调制型中加入慢扫描锯齿波,使光点自左向右缓慢扫描。其纵坐标为扫描时间,即超声的传播时间亦即被测结构的深度、位置;横坐标为光点慢速扫描时间,由于探头位置固定,心脏有规律地收缩和舒张,心脏各层组织和探头间的距离便发生节律性的改变。随着水平方向的慢扫描,便把心脏各层组织展开成曲线。所以它所描记的是声束所经过心脏各层组织结构的运动轨迹图。根据瓣膜的形态、厚度、反射强弱、活动速度等改变,它可确诊二尖瓣狭窄、瓣膜赘生物、腱索断裂、心肌肥厚等病变。对心房黏液瘤、附壁血栓及心包积液等诊断较准确。对先天性心脏病、瓣膜脱垂等可提供重要的诊断资料。与心电图及心机械图配合使用可测量多项心功能指标。

与 A 型超声一样,M 型超声是由单晶片发射,单声束进入人体,因而只能获得一条线上的回波信息。较之 B 型超声所获得的一个切面的信息量要少得多。然而,A 型超声能准确地显示人体组织内各部位间的距离,而 M 型超声则可看出各部位间在一定时间内相互的位移关系,即心动状态。

### 三、B 型超声

B 型超声为辉度调制型,其原理基本与 A 型相同,其不同点有三个:①它将回声脉冲电信号放大后送到显示器的阴极,使显示的亮度随信号的大小而变化;②B 型超声发射声束必须进行扫查,加在显示器垂直方向的时基扫描与声束同步,以构成一幅二维切面声像;③医生根据声像所得之人体信息诊断疾病,而不是像 A 型超声那样根据波型所反映的人体信息诊病。

（一）B 型超声具有如下特点

（1）B 型超声将从人体反射回来的回波信号以光点形式组成切面图像。此种图像与人体的解剖结构极其相似,故它能直观地显示脏器的大小、形态、内部结构,并可将实质性、液性或含气组织区分开来。

（2）超声的传播速度快,成像速度快,每次扫描产生一帧图像,快速的重复扫描,产生众多的图像,组合起来便构成了实时动态图像。因而能够实时观察心脏的运动功能,胎心搏动以及胃肠蠕动等。

（3）由于人体内组织的密度不同,相邻两种组织的声阻抗也不同,当声阻抗差达千分之一时,两组织界面便会产生回声反射,从而将两组织区分开来。超声对软组织的这种分辨力是 X 线的 100 倍以上。

（4）此外,B 型超声尚具有操作简便、价格低廉、无损伤无痛苦、适用范围广等特点,因而已被广大患者和临床医师接受。

（二）B 型超声尚存在下述问题

（1）显示的是二维切面图像,对器官和病灶的空间构形和位置显示不清。

（2）由于切面范围和探查深度有限,尤其扇扫时声窗较小,对病变所在器官或组织的毗邻结构显示不清。

（3）对过度肥胖患者,含气空腔(胃、肠)和含气组织(肺)及骨骼等显示极差,影响显像效果和应用范围。

### 四、频谱多普勒超声

多普勒超声,就其发射方式可分为脉冲波多普勒和连续波多普勒,而就其显示方式则可分为频谱多普勒和彩色多普勒。脉冲波多普勒和连续波多普勒以及介乎它们两者之间的高脉冲重复频率多普勒,均属频谱多普勒。

#### (一)脉冲波(PW)多普勒

脉冲多普勒是由同一个(或一组)晶片发射并接收超声波的。它用较少的时间发射,而用更多的时间接收。由于采用深度选通(距离选通)技术,可进行定点血流测定,因而具有很高的距离分辨力,可对定点血流的性质做出准确的分析。由于其最大显示频率受到脉冲重复频率的限制,在检测高速血流时容易出现混叠。如要提高探测速度,则必须降低探测深度(距离)。因而在临床上,对检测二尖瓣狭窄和主动脉瓣狭窄这类血流速度高、探测距离深的血流便发生困难。

#### (二)连续波(CW)多普勒

连续波多普勒采用两个(或两组)晶片,由其中一组连续地发射超声,而由另一组连续地接收回波。它具有很高的速度分辨力,能够检测到高速(10 m/s以上)血流,适用于做血流的定量检测,它将声束轴上的所有信号全部叠加在一起,不具备轴向分辨力,因而不能定点测量血流。

#### (三)高脉冲重复频率多普勒

高脉冲重复频率多普勒是对脉冲波多普勒的改进。它工作时,探头在发射一组超声脉冲波之后,不等采样部位的回声信号返回探头,又发射出新的超声脉冲群,这样在同一声束上,沿声束的不同深度可有一个以上采样容积。若有三组超声脉冲发出,第二组超声脉冲发射后探头接收的实际上是来自第一组超声脉冲的回波,第三组超声脉冲发射后探头接收的是第二组超声脉冲的回波,依此类推,相当于脉冲重复频率的加倍,检测到的最大频移也就增加了 1 倍。高脉冲重复频率多普勒超声对血流速度的可测值较脉冲多普勒可扩大 3 倍。我们举一个实际例子来加以说明吧。例如,探头的超声频率为 2.5 MHz,探测深度为 16 cm,脉冲波多普勒最大可测血流速度为 129 cm/s。若采用高脉冲重复频率多普勒,将采样容积增加到 2 个,脉冲重复频率增加了 1 倍,探测深度缩小到 8 cm,最大可测血流速度为 258 cm/s。若将采样容积增加到 3 个,脉冲频率增加 2 倍,实际探测深度缩小到 5.3 cm,最大可测血流速度增加到 377 cm/s。高脉冲重复频率多普勒增加了可测速度,但损失了距离分辨力,它是介乎脉冲波和连续波多普勒之间的技术。

### 五、彩色多普勒超声

彩色多普勒超声的正规称谓是彩色多普勒血流成像(color Doppler flow imaging,CDFI),又称二维多普勒,简称彩色多普勒。它采用一种运动目标显示器(moving target indicator,MTI)计算出血流的动态信息,包括血细胞的移动方向、速度、分散情况等。把所得到的这些信息经过相位检测,自相关处理,彩色灰阶编码,将平均血流资料以彩色显示,并将其组合,重叠显示在 B 型灰阶图像上。

绝大多数彩色多普勒血流显像仪都采用国际照明委员会规定的彩色图,即红、绿、蓝三种基本颜色,其他颜色均由这三种颜色混合而成。规定血流的方向用红和蓝表示,朝向探头运动的血流显红色,远离探头运动的血流显蓝色,而湍动血流显绿色。绿色的混合比率与血流的湍动程度成正比,因此正向湍流的颜色接近黄色(红和绿混合),而反向湍流的颜色接近深蓝色(蓝和绿混合)。此外还规定血流的速度与红蓝两种颜色的亮度成正比,正向速度越高,红色亮度越高;反向速度越高,蓝色亮度越高。这样,彩色多普勒就实时地为临床提供了血流的方向、速度及湍动(分散)程度三个方面的信息。彩色多普勒比较直观地显示血流,对血流在心脏和血管内的分布、流速、流向、性质较频谱多普勒能更快更好显示,但彩色多普勒也有其固有的缺点。

(1)它所显示的是平均血流速度,而非最大血流流速度,因而不能用于血流速度的定性分析。

(2)正常较高的血流速度,在频谱多普勒不易出现频率失真,而彩色多普勒可出现彩色逆转,易误为血流紊乱。

(3)采用零线位移方法,可使尼奎斯特频率极限增大 1 倍,但只能观察单一方向的血流,而不能同时观察正、反两种方向的血流。

(4)彩色多普勒以绿色表示湍流,然而这种绿色斑点不仅仅出现在湍流区,而且更常出现于高速射流区,因射流速度明显超过尼奎斯特频率极限,故可引起复合性频率失真。当高速射流区是层流时,此时出现的绿色斑点并不表示湍流的存在,只能说明频率失真的程度。所以,当存在湍流时,定会出现绿色斑点,但绿色斑点的出现却不一定就是湍流存在。

(5)彩色多普勒需要反复数次多点取样,这样造成了庞大的数据,要对庞大的数据进行处理会造成时间延迟,这样就使扫描角度(范围)与成像速率成了矛盾。为了实时显示,就要减小角度,若扩大显示角度,会造成帧率下降,这样就会造成二维图像质量降低。现代高档次的彩超仪,采用多通道多相位同时分别处理,可获得高帧率高质量的二维及彩色血流图像。

## 六、能量多普勒显像

能量多普勒显像(power Doppler imaging,PDI),简称能量多普勒,是最近发展起来的一项新技术,它还有彩色多普勒能量图(color Doppler energy,CDE)、彩色多普勒能量显像(color Doppler power imaging,CDPI)、彩色多普勒血管造影(color Doppler angiography,CDA)等名称。

能量多普勒与彩色多普勒血流显像一样,也是采用自相关的计算方法,但它得出的是红细胞散射的能量的总积分。而彩色多普勒血流成像是以平均多普勒频移为基础的。因而它们之间有着本质的区别。在能量多普勒中,彩色信号的色彩和亮度代表多普勒能量的大小。此种能量的大小与红细胞的数目有关。它们之间有着一种很复杂的线性关系,受到血流速度、切变率和红细胞比容等因素的影响。

与彩色多普勒血流成像相比,能量多普勒具有如下特点。

(1)能量多普勒以能量作为参数,能量的大小与红细胞的数量有关,其强度取决于红细胞能量的总积分。这与彩色多普勒血流成像以平均频移(或流速)为参数,有着原理上的不同。

(2)在能量多普勒噪声被显示为一幅代表低能量的单一色彩的背景,因而血流信号可以从背景上清楚地显示出来。由于这种噪声显示方式的不同,使能量多普勒获得了额外的10~15dB的动态范围,提高了信噪比,从而提高了仪器显示血流的敏感度。

(3)当平均频率大于1/2脉冲重复频率时,彩色多普勒流成像会发生混叠。而不论信号是否重叠,能量频谱的积分是不变的,因此能量多普勒是不会发生混叠的。

(4)在彩色多普勒血流成像,当声束与血流方向垂直时,速度为零。但此时能量并不是零,能量多普勒能够显示血流。也就是说能量多普勒不受声束与血流方向之夹角的影响。

由于具有上述特点,能量多普勒便有了以下几个优点:①能够准确地显示低速和极低速的血流;②能够显示微小血管和迂曲血管的血流,因而能够显示器官内血管的分布状态;③提高了对肿瘤血供状态显示的敏感性;④对检查者技术熟练程度的要求不再严格。

值得注意的是,能量多普勒并不能够取代彩色多普勒血流成像,因为它有其固有的缺点:①不能显示血流周围的灰阶图像;②不能显示血流的方向、速度和性质;③不能对血流作定量检测;④由于它对低速的组织运动比较敏感,因而对运动器官血流较差。

　　能量多普勒的临床应用主要有以下几方面：①观察肾脏血流灌注，了解有否肾动脉狭窄，指引频谱多普勒取样，鉴别移植肾排斥反应。②用于血管的三维重建，尤其是肾血管树的三维重建。经能量多普勒显像的器官，尤其是血管，其三维重建图像比单纯的二维图像要清晰得多。③用于小器官、软组织和肿瘤血供状况的评估，如甲状腺、乳腺、卵巢、前列腺、阴囊等。④小儿的肝、肾和脑组织等。

### 七、彩色多普勒速度能量图

　　如前所述，彩色多普勒血流成像可以显示血流的方向、速度和性质，但敏感度较低不能显示像能量多普勒那样较低的血流。为了克服它们两者各自的缺点，发挥其优点，晚近新发展了一种叫作彩色多普勒速度能量图（convergent color Doppler，CCD）的新技术。它既具有能量多普勒的敏感度，也具有彩色多普勒血流成像的方向和平均血流速度信息。这样一来，CCD 便获得了广泛的临床应用范围：①显示血流的起源、走向和时相，判别血流是层流、射流还是湍流；②可判别相伴而行的两条血管哪条是静脉哪条是动脉；③指引频谱多普勒取样，使测值更精确更细；④当组织内存在两条管道时，可鉴别其为血管还是非血管。

### 八、多普勒组织成像

　　多普勒组织成像（Doppler tissue imaging，DTI），简称组织多普勒，于 1992 年由 Mcdicken 等提出。它所依据的原理与彩色多普勒血流成像基本相同。但它所提取的信息与彩色多普勒血流成像正好相反。它滤去的是高频低幅的血流信号，而提取的是低频高幅的组织运动信号。将所得信号进行自相关处理计算出组织运动的平均速度和方向，并以不同的彩色对其编码，叠加在 M 型或 B 型图像上，最终将其显示在荧光屏上。组织多普勒有三种成像显示模式。

(1)速度模式。彩色显示取样区内组织运动原平均速度。

(2)加速度模式。彩色显示取样区内组织运动速度的变化率。

(3)能量模式。彩色显示从组织返回的多普勒信号的能量。

组织多普勒在临床上主要用于分析室壁运动,判断有无节段性室壁运动异常;与声学心腔造影、心肌造影、负荷试验并用,可提高对心肌缺血检出的敏感性。

### 九、谐波成像

谐波成像是由美国 ATL 公司首创,紧接着 HP 公司和 Acuson 公司相继推出,近些年来得到迅速发展的一项新技术。它所依据的原理是,微泡在声场中发生共振,可产生两倍于基波频率的所谓二次谐波。这表明,只要往要观察的组织内注入一种具有声学效应的微泡造影剂,并以两倍于发射频率的接收频率接收之,便可获得两倍于基波的高清晰度对比图像。例如,发射频率为 3MHz,注入微泡剂,便可接收到 6MHz 的回波。以 6MHz 回波形成的声像图较以前以 3MHz 发射再以 3MHz 接收的回波所形成的声像图其分辨力和清晰度之高,对比度之好是显而易见的了。这是谐波成像之一种。

超声波在人体组织(弹性介质)传播的过程中,发生波速改变(非线性)或畸变而产生谐波,是所谓自然组织谐波成像,这是谐波成像之又一种。

谐波成像改善了对组织的对比分辨力,空间分辨力,消除了近场伪像,提高了图像的清晰度,主要用于原来超声显像较困难的患者或病变区域,它能够:①增强心肌和心内膜边界的显示,增强对细微病变的检出,了解心内血流状态;②增强心腔内声学造影剂的回声信号;③清晰显示血栓的轮廓及腹部血管病变;④清晰显示肾、肝、胰腺等实质器官的局限性占位性病变;⑤清晰显示腹部含液脏器内病变及囊性病变内的回声。

### 十、介入超声

介入超声是指在超声引导下,将某种器械插入器官组织内部吸取活组织或注入药物进行诊断和治疗;或者将超声探头置于体腔内或手术中置于体内,直接获得体内信息,用以诊断疾病和指导治疗的一项新技术新方法。1983 年,在丹麦哥本哈根召开的世界介入性超声学术会议上,介入性超声作为现代超声医学的一个分支得到正式确认。属于介入性超声范畴的有:超声引导穿刺、体腔内超声、血管内超声和术中超声等。关于超声引导穿刺,本书第七章将作专门介绍。

#### (一)体腔内超声

体腔内超声始于 1964 年,由 Watanabe 等首先应用旋转式直肠探头扫查前列腺获得成功后,得到了迅速的发展,各种特制的体腔内探头不断问世。现在除经直肠超声外,又有了膀胱超声、阴道超声、胃镜超声和肠镜超声等。这些体腔内超声的应用,给临床诊治疾病带来了极大的便利:①经食管超声心动图能够更清晰地显示心脏和大血管的影像;能够显示经胸超声不能显示的病变(如左心耳血栓等);能做术中超声监护,具有术中超声的优点且不占手术野;能辅助诊断纵隔病变;以食管超声图像为基础重建的三维超声心动图图像清晰逼真,很具发展前景。②直肠超声的应用,提高了对直肠疾病、前列腺疾病尤其是前列腺癌的检出率。③膀胱超声提高了对膀胱疾病尤其是膀胱癌的检出率。④胃肠内镜超声能够发现胃肠壁内深处的病变,弥补了胃、肠镜的不足。⑤阴道超声的应用,使得盆腔结构图像清晰,对子宫及其附件疾病的诊断更精确;通过超声引导穿刺,可以进行针吸活检或取后穹隆穿刺液做常规和细菌学检查,提高了对妇科肿物的诊断水平;提供了快速、准确、安全的取卵方法,为培养试管婴儿,治疗不育症开辟了新路径。

（二）术中超声

自1961年Schlegel等最早开展术中超声的研究以来,术中超声已较广泛地应用于心、肝、胆、肾及妇科甚至脊髓等手术中。术中超声所使用的探头一般为特制的、高频率(5~10 MHz)、高清晰度探头,也可使用经特殊消毒处理的普通探头,还可应用经食管心动图做术中监测。

与体表超声相比,术中超声具有如下几个优点:①不受肺气、肠气及肥胖等因素的干扰,图像更加清晰;②由于使用高频探头,分辨力高,容易发现细小病灶;③接近病灶,能有新的发现和补充。因而能够带来的益处是:①指导手术直达病灶,减少组织损伤;②根据新的发现和补充,及时修正手术方案,更改手术途径,保证手术成功;③在关胸、关腹之前做超声探查,及时评价手术效果,避免遗漏,免除再次手术给患者带来损伤。

（三）血管内超声

血管内超声,包括血管内超声显像和超声血管成形术两个方面。

1. 血管内超声显像

血管内超声显像是将超声探头置于血管腔内诊断血管病变的新方法。

现时用于临床的仪器,以美国Diasonics公司的IVUSTM血管腔内超声显像仪为代表。其超声导管(Sonicath TM 6F)由两个部分组成:①轴心,为直径1 mm,长95 cm的钢丝,顶端装有换能器,频率20 MHz,末端连于仪器上的驱动器,工作时作360°旋转;②鞘,为外径2 mm,长95 cm的导管,轴心可插入其内。

按心导管检查常规,经股动脉或股静脉插入7F指引导管,在X线透视引导下送达到需检查部位。然后插入超声导管进行血管内超声显像检查。据我国上海沈学东等报道,血管内超声显像具有下述优点:①对血管壁无损伤,是一项安全的技术;②操作简便、图像清晰、分析便利;③能显示动脉管壁的三层结构;

④能显示主动脉各分支的开口及主动脉窦部和主动脉瓣的病变;⑤能显示主动脉内径的变化,对了解血管弹性和血流储备有重要意义;能发现腔静脉内的附壁血栓。

*2. 超声血管成形术*

超声血管成形术是一项治疗闭塞性或狭窄性血管疾病的新技术、新方法。它通过导管将超声能引入血管腔内,使闭塞的血管再通,同时也能使狭窄血管扩张。超声对血管内粥样斑块的清除作用和外科碎石术相似,主要是利用其机械振动和空化效应。空化效应可产生 1~3 个大气压,引起内爆炸,使粥样斑块破碎,再加消融或由导管抽吸去除。

## 十一、三维超声

三维超声显像的概念于 1961 年由 Baum 和 Green Wood 首先提出。超声三维重建与显像技术,是将一组连续切面或断层超声图像输入计算机,经过图像转换和图形学处理,在二维屏幕上显示或者打印出被研究物体的三维形态。也就是说,三维超声显像是从二维超声切面图像,通过计算机三维重建获得的。三维超声成像可分为观察非活动器官的静态三维超声成像和观察心脏形态及其活动的动态三维超声心动图两大类。

国外于 20 世纪 70 年代开始三维超声心动图的研究,国内则于 20 世纪 80 年代末开始仪器开发方面的研究,90 年代开始临床应用方面的研究。二维切面超声的三维重建是通过立体几何构成法、表面提取法和体元(voxel)模型法三种方法实现的。立体构成法需要大量的几何原物,因而对解剖学和生理学结构不适应,现已很少应用。表面提取法是在二维空间中用一系列 X、Y 坐标点,连接成若干简单的直线以描绘心脏的轮廓。需以人工或机器对心脏的组织结构勾边,只能重建比较简单的心脏结构。其优点是所需计算机内存量少,计算速度快。缺点是费时且易受操作水平等主观因素的影响。这是目前最常用的三维重建方法。体元模型法是将三维物体划分成若干个依次排列的小立方体,每个小立方体就叫体元。与平面概念相反,体元空间模型表示的是容积概念。此法的优点是,可对心脏所有的组织灰阶信息进行重建,而不是简单的心脏内膜轮廓的勾画。

三维超声心动图在临床上可用于估测左、右心室功能,心肌重量;诊断房、室间隔缺损;测量二尖瓣口面积诊断二尖瓣狭窄;显示左心房血栓、主动脉瓣脱垂、主动脉夹层分离等。由于其图像清晰、立体感强,其应用范围正在日益扩大。

静态三维超声成像的基础研究起于 20 世纪 80 年代初期,至 80 年代末期进入临床应用研究。国内王新房等于 90 年代初开始对静态三维超声成像的临床应用研究,并于 1994 年在国内首次报道了他们的研究成果。静态三维超声成像,是以 B 型线阵扫描取得二维切面图像,通过机械移动扫描切面,连续 60 次以上顺序改变切面位置,形成三维空间扫描。在扫描同时,依次将全部切面的所有信息存入特殊的大容量三维图像存储器中,经计算重建处理后,分别矢状面、冠状面和水平面显示三维图像。静态三维超声,在临床上可用于观察妇科肿瘤、肝内占位病变及血管分布、观察胆囊病变,能清晰显示悬浮于胆汁中的结石及附着于胆囊壁的息肉根蒂,能清晰显示肾结石及肾积水并显示扩大的肾盂的立体形态,显示肾血管的树状分布和肾内占位病变,经腹或经直肠三维超声能清晰显示前列腺的立体结构,能精确定位前列腺内结石和肿瘤的空间位置,能清晰显示正常的呈飞碟状的晶体和球形的玻璃体,能见到玻璃体内视网膜脱入的片状结构,三维超声能显示宫内胎儿的头、脊柱、躯干和肢体的立体形态,可对胎儿发育状况做出评估并发现畸形胎儿。

静态三维超声成像技术是一项年轻的技术,需要改进和完善之处很多,相信随着研究的深入,会在不久的将来取得突破性的成果,届时它的临床应用领域会得到更宽的拓展,应用价值将大大提高,它将步入真正的临床实用阶段。

### 十二、对比超声

对比超声即声学造影是指向心、血管腔内、器官内(输尿管、膀胱、子宫、输卵管和胃肠腔内等)及组织内(心肌和肾等)注入某种能产生声学对比效应的物质,借以更清晰地显示组织结构、血流状态和病变等,从而诊断疾病的一种新技术、新方法。有关肾脏声学造影本书将有专章介绍。心血管及其他器官和组织的声学造影,则不是本书所要讨论的内容,在此不赘述。

### 十三、组织弹性成像

弹性模量是生物组织的基本力学属性。换句话说,生物组织都具有弹性或硬度这一属性。生物组织的弹性或者硬度取决于组织的分子构成及这些分子构成块在微观、宏观上的组织形式。在某些正常组织中,不同的解剖结构之间存在着细微的弹性差异。例如,在正常乳房中,纤维组织比乳腺组织硬,而乳腺组织又比脂肪组织硬。而在某些正常组织与病理组织之间,存在着较大的弹性差异。例如,乳腺癌、前列腺癌、甲状腺癌及肝转移癌等恶性病理损害,正常表现为硬的小结。生物组织的这种弹性差异或者变化对于疾病的诊断具有十分重要的价值。然而,在过去或现时多数的 X 线成像、超声成像、磁共振成像和CT 成像都不能直接提供弹性这一组织的基本力学属性方面的信息。

弹性成像这一概念首先由 Ophir 等于 1991 年提出。所谓组织弹性成像是使人体不同组织受压后发生形变,再把这种形变的差别用不同的彩色显示出来。即将最软的组织以红色显示,中间者显绿色,最硬者显蓝色,其过程是在体表用探头或用压迫板施压,根据压迫前后接收的信号的变化,计算出不同组织的弹性差别,再彩色成像。

日立公司推荐了一个硬度分级标准,并以其≥3 级作为恶性病变的诊断标准。

1 级:病灶区域整个变形明显。

2级:病灶区域部分扭曲变形。

3级:病灶区域边缘扭曲变形。

4级:病灶区域没有明显变形。

5级:病灶区域及其周边没有明显变形。

日本筑波大学和国内中山大学附属第二医院应用弹性成像鉴别乳腺良恶性肿瘤取得了良好的效果(表2-1)。

表2-1 弹性成像鉴别乳腺良恶性肿瘤

| 单位 | 敏感性 | 特异性 |
| --- | --- | --- |
| 日本筑波大学 | 67.9% | 91.2% |
| 中山大学附属第二医院 | 87.5% | 97.1% |

弹性成像技术现已应用到乳腺、甲状腺、前列腺和血管及肝脏疾病的诊断,并用以做癌症的早期诊断、肿瘤的良恶性鉴别、癌变扩散区域的确定、治疗效果的确认、动脉硬化程度的评估。现时不仅存在了组织弹性超声成像,还有了组织弹性磁共振成像。

### 十四、剪切波弹性成像

剪切波(shear wave,S波)是传播方向与介质质点的振动方向垂直的波,即横波。它的传播速度远远低于声速的传播,为1~10 m/s,传统的超声图像采集技术(50~60 Hz)根本无法满足要求,因此只有具有超高速成像技术,才能够获得剪切波超高时间分辨率的图像,就像使用高速摄影机一样记录下剪切波在组织中传播的过程,得到高分辨率的实时剪切波弹性成像。通过采用独特技术设计的探头和 MultiWave™ 多波技术平台,能够精确地控制声波辐射脉冲以超音速的速度,在组织的不同深度连续聚焦,并产生"马赫锥"现象,用以增加剪切波产生,并提高其传播的效率。通过此项专利技术,使得 Aixplorer 可获得深达

14cm 的腹部弹性成像,满足了临床诊断的需要。

SONICTOUCH™ 声波辐射脉冲控制技术以最安全的方式,保证了实时剪切波弹性成像的实现,同时也保证了患者的安全。在检查过程中,不会因为探头过热,冷却降温等问题中断检查,也不会对患者造成潜在的伤害。

凭借与众不同的 SonicSoftware™ 成像平台技术,及 MultiWave™ 超声引擎,SuperSonic 革命性地实现了 Ultmfast™ 超高速成像技术。能够实现超声成像速度达到 20 000Hz,是目前顶级的传统超声成像系统的 200 倍。

由于剪切波与传统声波不同,是横波。Ultrafast 超高速成像技术也是我们能够得到组织弹性进行杨氏模量定量的必要条件。

### 十五、超声分子成像

超声分子成像是将目标分子(特异性抗体或配体)连接到声学造影剂构建成靶向声学造影剂,使声学造影剂主动结合到靶区而进行的特异性成像。它标志着超声影像从非特异性显像向特异性靶向分子成像的转变。它使得超声成像从大体形态成像向微观形态成像转变,使单纯的形态成像向生物代谢、基因成像发展。现今,能在造影剂表面或内部载入药物或基因,使之到达病变靶点再释放出来,从而达到治疗目的。这样,超声分子成像不仅能准确、清晰确定病灶部位,而且能够有效治疗疾病。目前,它是超声医学发展的方向,也是学者们研究的热门领域。超声分子成像仅为分子影像学的一个分支,其他的还有荧光成像、生物发光成像、核素成像、磁共振成像、CT 成像等。

# 第三章　乳腺疾病

## 第一节　解剖概要

　　女性乳腺位于第2—6肋间浅筋膜的浅深两层之间,自胸骨旁线向外可达腋中线,贴附于胸大肌和部分前锯肌表面。乳腺组织由15~20个腺叶构成,每个腺叶又可分为若干小叶,每一腺叶发出一输乳管,末端开口于乳头。乳腺腺叶与输乳管都以乳头为中心,呈放射状排列,脂肪与结缔组织充填于乳腺腺叶、输乳管之间。乳腺由浅至深依次为:皮肤、皮下脂肪、浅筋膜浅层、腺体层、浅筋膜深层、胸大肌、肋骨。乳腺腺叶间结缔组织中有许多与皮肤垂直的纤维束,一端连于皮肤和浅筋膜浅层,一端连于浅筋膜深层,称乳腺悬韧带或库柏韧带。

　　乳腺由主质和间质共同构成。主质包括乳腺导管系统和小叶;间质由脂肪、纤维结缔组织、血管、淋巴管、神经等构成。乳腺小叶是构成乳腺的基本单位,由小叶内末梢导管、腺泡和小叶内间质组成。由末梢导管和小叶共同构成末梢导管小叶单位,此处是各种乳腺增生性病变及乳腺癌的主要发生部位。

　　乳腺结构随着年龄、激素水平、生理情况变化而有所不同,在妊娠、哺乳期时乳腺小叶和导管高度增殖,而在绝经后腺体组织逐渐萎缩,代之以结缔组织。

## 第二节　探测方法及正常声像图

### 一、检查前准备

无特殊准备。

### 二、体位

一般取仰卧位,双手上举至头上,充分暴露乳腺及腋窝等部位。检查乳腺外侧象限时,可调整为面向对侧的半侧卧位;检查乳腺下部时若乳腺较大,需用手向上托起腺体。

### 三、探头频率

选用 7.5~12MHz 的高频线阵探头。

### 四、扫查方法

由于乳腺腺体范围较大,每位检查者应按固定程序进行扫查以免遗漏。一般先右后左,对于每一侧乳腺,有以下两种方法:①按顺时针或逆时针顺序,以乳头为中心向外做辐射状扫查;②按先横切后纵切的顺序,从上到下、从左到右逐一切面扫查。无论采用何种扫查方法,内侧必须扫查至出现胸骨声影,外侧必须扫查至腋前线,乳腺结构完全消失,上界和下界也须至乳腺结构完全消失,每次扫查范围应有重叠,不留空隙。最后还应探查双侧腋窝处是否有副乳组织及淋巴结。

超声标准断面及测量:经乳腺腺体最厚处的纵、横断面,通常于乳腺外上象限处取得。在此断面上测量乳腺最大前后径即厚度;乳头下方主导管长轴断面,测量乳头下方主导管宽度。

如果超声检查发现了乳腺病灶,应对其位置进行准确、标准的描述,描述内容包括:左侧/右侧;时钟方向显示肿块所在方向;肿块距乳头的距离。例如,右乳外上象限 10 点钟距乳头 3cm 处。

超声检查注意事项:探查乳腺时探头应轻放于皮肤上,不宜加压,以免改变肿块形态、位置等,特别是探查肿块内血流时,加压会使小血管不显示。探查乳腺腺体组织的同时,应观察前后筋膜层、库柏韧带等的形态,注意是否有病变。

**五、正常乳腺图像及正常值**

正常乳腺由浅至深:皮肤呈一增强光滑的弧形光带,正常厚度<2mm。皮下脂肪层位于皮肤与乳腺腺体层之间,脂肪小叶为低回声,浅筋膜为薄而细的光带,插进脂肪组织及乳腺组织内。库柏韧带在皮下脂肪层中显示最清晰,表现为中等回声的条索状结构与皮肤相连。乳腺腺体层,在皮下脂肪层下方,回声比皮下脂肪层强,声像图表现因其内分布的乳腺小叶和导管,以及脂肪、纤维组织的量不同而变化。乳腺小叶和导管呈低回声,乳腺导管从乳晕呈放射状进入腺体层,宽度一般<3mm,哺乳期增宽。乳腺腺体后脂肪层通常比皮下脂肪层薄,浅筋膜深层位于其间呈带状回声,该层后方为胸大肌。部分腺体后脂肪突入腺体层内,会造成类似肿块的假象,应仔细加以鉴别(图 3-1)。

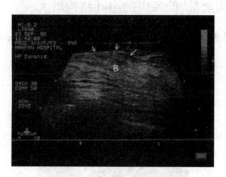

**图 3-1　正常乳腺声像图**

箭头所指为乳腺腺体组织,B 为乳腺

在皮下脂肪层内常可见乳腺血管与库柏韧带的走行方向平行。在乳头附近的血流信号最丰富。乳腺的大小差异较大,尚无统一的正常值标准。在超声检查时应根据被检查者的年龄、所处的生理期,如青春期、性成熟期、妊娠期、哺乳期及绝经期,加以判断。同时应双侧对比,以便判断是否有异常。

## 第三节 乳腺增生症

乳腺增生症是最常见的乳腺疾患,好发年龄为 30~50 岁。本病的发生与内分泌紊乱,尤其是雌激素增高有关。临床症状表现为双侧乳腺周期性胀痛,月经前 3~4 日疼痛加剧,月经来潮后症状减轻。乳腺组织内可触及多个大小不等的质韧结节,呈圆形或条索状。

### 一、病理概要

乳腺增生症是一组乳腺主质和间质不同程度增生的病变,表现为乳腺小导管增生、扩张形成囊腔,导管及腺泡周围纤维组织增生。

### 二、超声表现

(1)乳腺腺体结构紊乱,低回声的小叶结构增大。

(2)乳腺腺体内可见多个大小不等无回声区,边界清,后方回声增强(图3-2)。

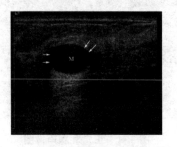

**图3-2 乳腺增生症**

乳腺腺体组织内见无回声液性暗区(箭头所指),M:液性暗区

（3）乳腺腺体内可见大小不等的中等回声或低回声实性结节,圆形或椭圆形,边界清,呈瘤样改变,彩色多普勒检查常无血流信号。

### 三、鉴别诊断

乳腺瘤样增生,需与乳腺癌、乳腺纤维腺瘤相鉴别。鉴别困难时,应定期随访或超声引导下穿刺活检。

## 第四节　乳腺炎

乳腺炎多发生于哺乳期妇女,尤其是初产妇,近年来非哺乳期乳腺炎发生率增高,可见于其他各年龄层妇女。临床表现有不同程度发热、患处乳腺红肿、疼痛、乳腺肿块及患侧腋下淋巴结肿大。

### 一、病理概要

细菌通过伤口或乳头裂缝进入乳腺导管,乳腺导管阻塞是一个主要的易感因素,若治疗不当,可形成慢性乳腺炎。

### 二、超声表现

（1）乳腺炎初期,受累局部出现界限不清的强弱不等回声,病变与周围正常组织无明显分界。

（2）脓肿形成早期,液化不完全,肿块呈囊实性,壁厚,不规则,内部透声差,见细密点状回声。探头加压可见脓液流动。脓肿完全液化后,内部为无回声,边界相对清晰(图3-3)。

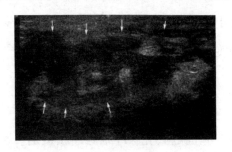

**图 3-3　乳腺炎脓肿形成**

形态不规则,边界欠清,内部透声差,见细密点状回声(箭头所指)

(3)病变所在处的皮肤增厚、水肿。

(4)炎症期彩色多普勒超声可见脓肿周边、脓肿内未完全液化的部分有较丰富的血流信号,血流速度增快。

### 三、鉴别诊断

乳腺炎不同阶段声像图表现可与乳腺血肿、乳腺囊肿、乳腺癌等类似。乳腺炎有红肿热痛感染症状,乳腺血肿常有外伤或假体植入手术史。乳腺囊肿边界光滑整齐,壁薄,液性暗区透声好,而乳腺炎脓肿形成时脓肿边界不清,壁厚,液性暗区透声差。乳腺炎反复发作病程迁延伴病灶纤维化时声像图回声杂乱,与乳腺癌表现相似,鉴别困难时需要穿刺活检明确诊断。

## 第五节　乳腺肿瘤

### 一、乳腺纤维腺瘤

纤维腺瘤是最常见的乳腺良性肿瘤,发生与雌激素刺激有关,常见于生育年龄的妇女。通常表现为无痛、实性、边界清楚的结节,光滑,活动度好,与皮肤无粘连,部分呈多发。

（一）病理概要

肿瘤呈实性，可呈分叶状，有完整包膜，由增生的结缔组织及导管和腺泡构成。腺体成分较多者，质地软，呈浅红色；纤维成分较多者，质地硬。病程长的纤维腺瘤可发生玻璃样变、黏液变性和钙化。

（二）超声表现

（1）肿块呈圆形、椭圆形或分叶状。

（2）边界清晰，包膜完整，有侧方声影，可后壁回声增强。

（3）内部回声均匀，与乳腺实质相比为低回声，后方无衰减。

（4）与周围组织无粘连，加压时，可被轻度压缩。较小的纤维腺瘤往往无彩色血流信号，较大的肿瘤周边及内部可见彩色血流信号，内部甚至可出现较丰富血流信号（图3-4）。

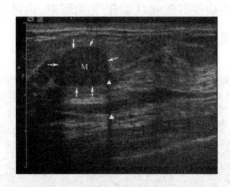

图3-4　乳腺纤维腺瘤

肿块呈圆形，边界清晰，包膜完整（箭头所指），后方无衰减，有侧方声影

（三）鉴别诊断

多数纤维腺瘤有典型的超声声像图表现，结合患者年龄，可明确做出诊断。但是部分纤维腺瘤由于组织构成不同，声像图表现可出现变性和钙化，此时需

与乳腺癌鉴别。乳腺癌多呈浸润性生长,形态不规则,无包膜,边缘呈毛刺状,肿块纵径大于横径,团块内常出现微钙化灶堆积,团块后方伴声衰减。

### 二、乳腺导管内乳头状瘤

乳腺导管内乳头状瘤可分为位于乳晕区的中央型(大导管)乳头状瘤及起源于末梢导管小叶单位的外周型乳头状瘤。中央型乳头状瘤可发生于任何年龄,但大多见于40~50岁,单侧乳头溢液,特别是血性溢液是最常见的临床症状,少数病例可在乳晕区触及肿块。外周型乳头状瘤常无明显的临床症状。

(一)病理概要

基本病理改变是导管上皮和间质增生,形成有纤维脉管束的乳头状结构。

(二)超声表现

(1)典型的表现为病变导管囊状扩张呈无回声,内可见乳头状低回声或中等回声实性小结节(图3-5)。

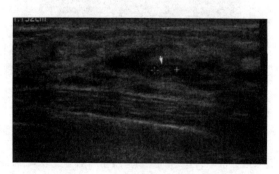

**图3-5　乳腺导管内乳头状瘤**

扩张的乳腺导管内见实性结节(箭头所指)

(2)部分导管内乳头状瘤声像图表现与乳腺其他良性肿瘤相同,表现为腺体组织内低回声的实性结节,尤其是外周型导管内乳头状瘤。彩色多普勒超声在部分导管内乳头状瘤中,可见较丰富血流信号,部分导管内乳头状瘤彩色多普勒血流成像无特异性。

(三)鉴别诊断

导管内乳头状瘤应与乳腺增生症相鉴别,后者也可见导管扩张,但通常导管内无乳头状实性回声。导管内乳头状瘤与导管内乳头状癌临床上都常出现血性溢液,超声图像难以鉴别时可行纤维乳管镜活检确诊。

### 三、乳腺癌

乳腺癌已成为我国妇女发病率最高的恶性肿瘤。乳腺癌早期无症状,常为偶然触及,表现为一侧乳房无痛性肿块,质硬,以后随着肿块增大侵及筋膜、库柏韧带及堵塞淋巴管,肿块处皮肤凹陷,乳头下陷并出现橘皮样改变。乳腺癌和乳腺良性病变的发病率在不同年龄组的分布有差异,良性病变常见于年轻女性,恶性病变多见于老年妇女。

(一)病理概要

起源于乳腺上皮的恶性肿瘤,最常见的是起源于末梢导管-小叶单位的上皮细胞。

(二)超声表现

(1)肿块形态不规则(图3-6):形态不规则是乳腺癌最为常见的表现,是诊断乳腺癌敏感性最高的超声征象。

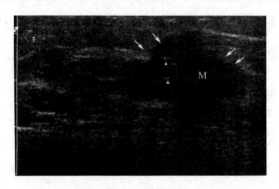

**图 3-6 乳腺癌**

形态不规则,内见簇状分布微钙化(箭头所指),M:肿块,△:微钙化

(2)边界不清与毛刺状边缘:肿块周围形成薄厚不均的强回声晕或边缘呈毛刺状(图 3-7),强回声晕及周边毛刺征是乳腺癌向周围组织浸润生长的典型特征。

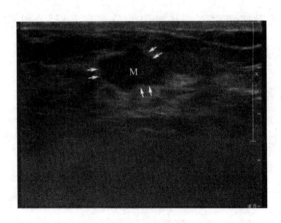

**图 3-7 乳腺癌**

肿块周围厚薄不均强回声晕,边缘呈毛刺状(箭头所指),M:肿块

(3)肿块纵横比>1:指肿块生长不平行或垂直于乳腺腺体轴向,即高大于宽。该征象尤其常见于小乳腺癌。

(4)肿块内部回声与乳腺腺体、脂肪组织相比,多呈明显的低回声,病灶后方常见回声衰减。小乳腺癌常呈均匀低回声,而较大癌肿可能因内部出血、坏死而出现囊性成分。

（5）微小钙化：肿块内部常伴有微小钙化，多为簇状分布，是在组织坏死的基础上产生的钙盐沉积。

（6）间接征象：包括库柏韧带连续性中断、皮肤水肿增厚和腋窝淋巴结肿大形态失常。

（7）彩色多普勒乳腺癌常表现为血流信号丰富，肿瘤越大、分化越差，血流越丰富。乳腺癌频谱多普勒常表现为高速、高阻的频谱特点，肿瘤中心与周围部位的频谱形态有差异。但是，良恶性病变在动脉频谱峰值流速、阻力指数、搏动指数等方面有一定程度的重叠，仅凭频谱多普勒结果难以鉴别良恶性。

（三）鉴别诊断

要注意患者的年龄、症状和体征，考虑不同年龄的患者发生乳腺癌的危险性。乳腺肿块的超声声像图鉴别诊断，应该从肿块的形态、边界、边缘、内部回声、是否伴有钙化等多个方面仔细分析，寻找病变有无恶性征象；如果病变没有任何的恶性征象，同时病变的形态为圆形或椭圆形，边界清晰或有完整的包膜，则考虑病变为良性可能性大，可随访。值得注意的是，乳腺良、恶性肿瘤超声声像图表现有重叠，乳腺癌的诊断不能单凭其中任何一种征象，必须综合考虑。

近年来超声检查技术有了较大的发展，三维超声影像技术逐渐成熟，可获得二维超声难以获得的乳腺冠状面图像，从而更好地观察肿瘤的边界、浸润及整个瘤体的血管分布情况，提供更多的诊断信息。超声弹性成像技术发展迅速，为判断乳腺病灶的硬度及性质提供了一种新的有价值的方法，具有较好的临床应用前景。

# 第四章　胸腔疾病

## 第一节　解剖概要

　　胸壁软组织包括皮肤、皮下组织、筋膜、肌肉等。前胸壁肌群包括胸上肢肌（胸大肌、胸小肌、锁骨下肌、前锯肌等）和胸固有肌（肋间外肌、肋间内肌、胸横肌等），后胸壁肌群包括背浅肌群（斜方肌、背阔肌、菱形肌等）和背深肌群（长肌群、短肌群等）。胸廓由胸椎、胸骨、肋骨及肋间组织组成。

　　胸膜为中胚层原的浆膜，单层间皮细胞覆盖于结缔组织上，分脏层和壁层。脏层包裹肺叶并深入叶间裂，壁层覆盖胸廓内面、膈和纵隔，在肺门处与脏层胸膜相连。两层之间的潜在腔隙为胸膜腔，其内含有微量浆液在呼吸时起润滑作用，总量为 0.1~0.2 mL/kg，厚约 10 μm。壁胸膜与膈胸膜交界处形成一个锐角，称为肋膈角，后侧肋膈角是胸膜腔最低的部位，少量积液常积聚于此处（图 4-1）。

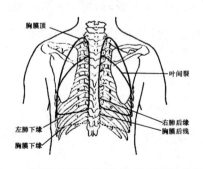

图 4-1　胸部后面观（胸膜、肺的投影及肋膈角）

　　肺为不规则半圆锥体,上为肺尖,突出于胸廓上口,底向下,依附于膈肌。左肺由斜裂将其分为上、下两叶,右肺由斜裂将其分为上、下两叶,并以横裂将中叶与上叶分开。平静呼吸时两肺最下缘达第7(锁骨中线)、8(腋中线)、10(肩胛线)肋间(图4-2)。

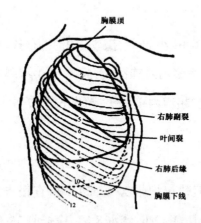

图4-2　右侧面观(肋膈角及肺下缘最低点)

　　纵隔位于左右侧胸膜腔之间,上界为胸廓上口(相当于第一胸椎及胸骨柄上缘),下界为膈肌,前为胸骨,后为胸椎。临床上,以胸骨柄下缘与第四胸椎下缘之间的连线水平或以主动脉弓为界,将纵隔分为上、下两部。上纵隔又以气管前壁为界,分为前后两部;下纵隔以心包为界,分为前、中、后纵隔(图4-3)。纵隔内有心脏、大血管、气管、支气管、食管、胸腺、交感神经、迷走神经、喉返神经、膈神经、胸导管、淋巴组织等。

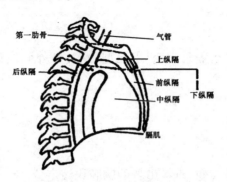

图4-3　纵隔的划分

## 第二节　探测方法及正常图像

### 一、仪器

纵隔、肺部疾病多用小凸阵探头、相控阵探头或扇形探头,频率 2.5~3.5 MHz。胸膜疾病多用线阵探头,频率 5.0~7.5MHz 或凸阵探头,频率 3.5 MHz。经食管超声和超声内镜探头,频率 5.0~7.5 MHz。

### 二、检查前准备

不需做特殊准备,但建议携带 X 线或 CT 检查报告,以便参考。经食管超声或超声内镜检查时应禁食 12 h,禁水 8 h。检查前 2%的利多卡因 10 ml 含服局部麻醉,不合作者请麻醉科医师实施快速、短时效的静脉麻醉。

### 三、体位

（一）仰卧位

适用于检查前胸壁、肺尖、肺底、前纵隔病变等。

（二）健侧卧位

适用于检查患侧肋膈角病变、中央型肺癌、肺外侧段病变、胸壁病变、包裹性胸腔积液等。

（三）半坐卧位

适用于检查纵隔病变、重症患者的胸腔积液定位。

（四）坐立位

适用于检查肺背段病变、胸腔积液定位、定量等。

（五）俯卧位

适用于检查肺背段病变、后纵隔病变。

## 四、探测途径和方法

（一）经前、后胸壁扫查

沿前、后肋间隙自内向外、自上而下平行扫查及纵切扫查适用于确定病变范围、病变部位；确定胸腔积液量（图4-4C、D、G）。

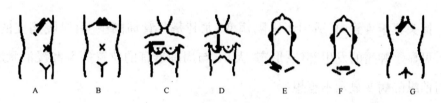

图4-4　超声检查途径和方法

（二）经锁骨上窝扫查

探头置于锁骨上，向下扇形扫查，适用于肺尖病变的检查（图4-4E）。

（三）经胸骨上窝及胸骨旁扫查

探头置于胸骨上窝向下做扇形扫查，置于胸骨旁两侧肋间做纵、横扫查或指向胸骨后方做扇形扫查，适用于纵隔病变的检查（图4-4C、D、F）。

（四）经肋缘下扫查

探头置于肋缘下指向膈顶部做扇形扫查，适用于检查肺底病变（图4-4A）。

（五）经剑突下扫查

探头置于剑突下朝上做扇形扫查，适用于中、下纵隔病变的检查（图4-4B）。

（六）经脊椎旁扫查

探头置于后肋间隙做纵、横扫查，适用于后纵隔病变的检查（图4-4G）。

（七）经食管超声或超声内镜检查

探头置于食管内，适用于纵隔病变，尤其是食管周围中、后纵隔病变的检查。可显示肿瘤的发生部位、形态、大小，与周围器官的位置关系和浸润状况，但对前纵隔病变显示不理想。

**五、注意事项**

（1）检查时嘱患者双上肢置于头侧，使肩胛骨外展、肋间隙增宽，以便扫查。

（2）检查时宜采用多种途径、多种探头结合扫查，如前上纵隔病变可用低频相控阵探头经肋间扫查与高频线阵经胸骨上窝扫查结合，胸膜病变可用高频线阵与低频凸阵结合扫查等，即可观察肿块全貌，又可详细观察内部回声及血供情况。

（3）观察肿块活动度和肺部肿块有无胸膜浸润时嘱患者深呼吸。

（4）观察病变内光点有无流动时嘱患者转动体位，重症由检查者轻轻摇晃患者,或用探头振动胸壁。

## 六、正常声像图

### (一)胸壁

**1. 沿肋间平行扫查**

由浅至深为:皮肤呈线状高回声光带,皮下脂肪为不均匀弱回声,肌层呈不均匀的低回声,内见散在光点回声,壁层胸膜呈光滑的线状高回声。

**2. 沿胸壁纵切扫查**

由浅至深依次为:皮肤及皮下组织高回声、皮下脂肪弱回声胸壁肌层低回声、肋骨外板的弧形强回声伴相应宽度的声影与肋间肌层低回声带、壁层胸膜(图4-5)。胸壁厚度因人而异,为1.5~2.5cm。

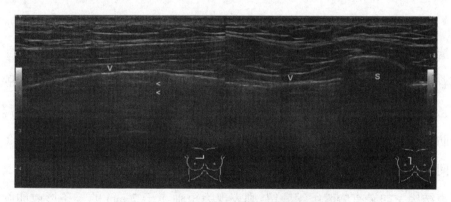

**图4-5　12 MHz 高频线阵探头前胸壁扫查**

图左:沿肋间平行扫查,"V"尖端所占据的暗带为胸膜腔,尖端所指为脏层胸膜和肺表面融合
而成的强回声。两个"<"所指为肺的多次反射。图右:纵切扫查,"V"尖端所指的线状
强回声为脏层胸膜,"S"为肋骨后方的声影

（二）胸膜腔

胸膜腔于壁层胸膜与脏层胸膜之间,正常脏层胸膜紧贴肺表面难以显示,呼吸时壁层胸膜与脏层胸膜呈相对运动,两者间的线状无回声即胸膜腔(图4-5)。正常胸膜腔积液 1~5 mL,超声一般无法显示。

（三）肺

肺为胸膜腔后方的片状强烈回声,随呼吸上下移动,由浅至深递次衰减,或出现等距离横条状高回声(多次反射)。

（四）纵隔

广义的纵隔扫查应包括心脏及大血管检查(详见心脏超声),本章仅讨论心脏以外的纵隔病变。

正常胸腺分左右两叶,呈箭头状低回声。婴幼儿期常可于胸骨两侧显示境界清楚、前后扁平、侧缘外凸、有包膜的均匀性低回声,厚度超过 1cm。成年人随着年龄增长,胸腺体积缩小并逐渐被脂肪替代,仅在脂肪中存在岛屿状腺组织,完全为胸骨遮挡,难以显示。绝大多数超过 40 岁的人胸腺大部分或全部被脂肪替代。用心脏探头于胸骨上窝冠状及矢状扫查,或于胸骨旁两侧第 2~3 肋间扫查,除显示心脏、大血管及均匀的高回声脂肪组织与结缔组织外,无其他回声结构。如果有胸腺组织残留,则表现为短轴小于 7 mm 的长条形或卵圆形低回声,但绝不会大于 7 mm。上述结构以外的其他回声应视为异常。

## 第三节　胸壁胸膜疾病

### 一、胸壁炎症和脓肿

#### (一)病理概要

脓肿是急性炎症过程中在组织、器官或体腔内出现的局限性脓液积聚,四周有一完整的腔壁。脓肿可原发于急性化脓性感染的后期,如损伤后感染、急性蜂窝织炎、急性淋巴结炎、痈等,或由远处原发感染经血流、淋巴管播散而来。

浅表脓肿略高于体表,有红、肿、热、痛和波动感。波动程度与脓肿大小、位置深浅、腔壁厚薄有关。脓肿小、位置深、腔壁厚时,波动感一般不明显。浅表脓肿多数能向体表穿破而逐渐愈合,若向深部发展,可压迫或穿入邻近器官,引起并发症和功能障碍,全身中毒症状也较明显,白细胞增多。

#### (二)二维超声表现

声像图表现取决于感染的类型和脓肿形成的阶段。一般呈类圆形、不规则形低回声,边界清晰(厚壁形成时)或不清晰,无包膜,光点分布不均,由外向内为边缘模糊的低回声(炎性细胞浸润)、厚薄不均的等回声或稍高回声(腔壁)、边缘模糊参差不齐的无回声(液化区),后方回声无增强。探头加压时压痛明显。脓肿可突向肝脏,使肝被膜受压下陷,并与其粘连,深呼吸时肝活动度小。有时可见有脓肿区通向体表的低回声窦道(图4-6)。含气脓肿可见强烈声反射充填脓腔,不能显示脓液无回声。皮下蜂窝织炎与深部肌肉炎症和脓肿的不同点在于前者为皮肤、皮下脂肪肿胀,回声变低,无明显边界,从水肿区逐渐向正常组织移行,其深度不超过筋膜。

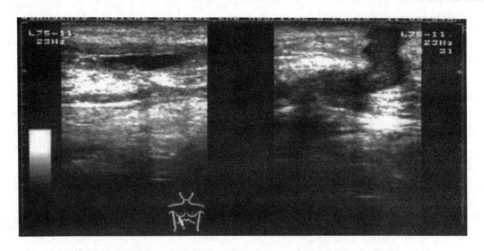

图4-6　图左,胸、腹壁脓肿;图右,脓肿自胸壁向体表形成窦道

### (三)彩色多普勒表现

CDFI 见丰富的低速低阻的动静脉血流。

### (四)鉴别诊断

**1. 胸壁结核**

多有结核病史,红、肿、热、痛不明显,病变多呈哑铃形,可伴有肋骨破坏。

**2. 有继发感染的动脉瘤**

后者有膨胀性搏动,有时可闻及血管收缩期杂音;如阻断近侧动脉,肿块可缩小,搏动和杂音均消失。

### 二、胸壁结核

### (一)病理概要

多见于青少年,亦可见于年老体弱的患者,是一种比较常见的胸壁疾病。往往继发于肺、胸膜或纵隔的结核病变,肋骨、肋软骨和胸骨等骨骼和胸壁软组织均可罹患。结核可通过三个途径侵入胸壁组织:①结核菌从肺、胸膜原发结核病灶经淋巴管道感染肋间淋巴结,以胸骨旁和脊柱旁多见。②慢性结核性脓胸直接穿透肋间隙向胸壁破溃形成慢性窦道。③经血行感染肋骨或胸骨引起结核性骨髓炎再侵入胸壁软组织。该途径甚为少见。淋巴结受感染后发生组织坏死、液化,形成无红、肿、热、痛的冷脓肿,脓肿可穿透肋间肌突出于前胸壁,可因肋骨、胸骨感染引起骨质破坏,可穿破皮肤形成经久不愈的溃疡或窦道。窦道还可曲折通向胸壁深部病灶。

患者一般无明显的全身性症状,但如伴其他部位的活动性病变则可出现乏力、低热、盗汗、消瘦等结核中毒症状。局部表现主要为皮下隆起,按之有波动感并可伴有轻微疼痛,但表面皮肤不发红、不发热,无急性炎症征象。

(二)二维超声表现

病程不同其病变形态、回声表现各异。多见于前胸壁、胸骨旁,呈不规则形或"哑铃状"低~无回声,前后"铃"分别位于肋骨前后,多呈扁圆形,或不规则形,中间有狭窄暗带相连(肋骨之间),无包膜,周边回声呈虫蚀状。可向皮肤形成低或无回声不规则窦道或向胸膜腔破溃(图4-7)。

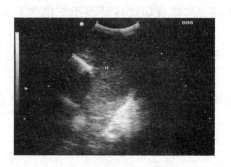

**图4-7　胸壁结核向胸膜腔破溃**

病变回声强弱不等,边界尚清(M)

有死骨形成时,脓肿中可见不规则点状、片状强回声伴声影,伴肋骨破坏时,肋骨外板弧形高回声带不连续或呈大小不等的斑点状强回声伴弱声影(图4-8)。

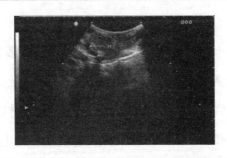

图4-8　胸壁结核,肿块(M)呈低回声,边界尚清,内部见强回声(箭头所指)

(三)鉴别诊断

1. 肋骨或胸骨化脓性骨髓炎

本病也常伴有骨板回声异常,但临床常有败血症或胸部创伤病史,起病急,全身及局部急性化脓性炎变症状明显。

2. 胸壁良性肿瘤

一般生长缓慢,无炎症征象,肿块大多数质地较坚硬,无波动感,多呈低回声或等回声。少见的胸壁血管瘤可有波动感。

3. 胸壁放线菌病

起病缓慢,病期较长,常伴有病灶区纤维组织增生和窦道形成。

(四)注意事项

B超引导下穿刺时应选在脓肿的上部进针,避免垂直刺入导致瘘管形成。

**三、胸壁肿瘤**

胸壁肿瘤包括骨骼及软组织肿瘤,又分原发性和继发性。原发性胸壁肿瘤并不常见,主要来源于软组织,恶性肿瘤发病率较高,占50%~80%,其中,以纤维肉瘤、软骨肉瘤、横纹肌肉瘤最常见。原发性良性肿瘤中,以软骨性肿瘤(骨软骨瘤和软骨瘤)、纤维瘤、脂肪瘤最常见,少见的有神经鞘瘤等。良性肿瘤发病的平均年龄为 26 岁,恶性肿瘤发病的平均年龄为 40 岁,除硬纤维瘤外,男女患者的比例约为 2∶1。

(一)良性纤维组织肿瘤及瘤样病变

1. 病理概要

此类疾病分型复杂,按照国内病理分型,可分为结节性筋膜炎、纤维瘤、弹力纤维瘤等多种类型。结节性筋膜炎是软组织中最常见的纤维增生性瘤样病变,多见于胸壁和背部,发生于皮下浅筋膜层者称皮下型,多在 2~3 cm,呈圆形、卵圆形,境界清。侵及肌肉者称肌肉型,较大,呈卵圆形。沿皮下脂肪小叶及筋膜生长的称筋膜型,界限不清,20~40 岁多见。纤维瘤又可分为硬纤维瘤和软纤维瘤(又称皮赘)两种。真正的具有包膜的纤维瘤很少见,多位于皮下,体积一般较小,平均直径 2~3 cm,圆形或卵圆形,由纤维母细胞、纤维细胞、胶原纤维组成。弹性纤维瘤含大量的弹性纤维,最常发生于肩胛下区,几乎不发生在 40 岁以下。女多于男。球形,边界不清。

2. 二维超声表现

肿瘤多在 2~3 cm,呈圆形、卵圆形,多数边界清晰,也可不清晰,多无包膜。内部呈低回声,光点分布均匀,后方回声无衰减。

3. 彩色多普勒表现

小结节内难以探及血流,大肿块内可见动静脉血流。

4. 鉴别诊断

需与纤维肉瘤鉴别:后者体积较大,边界清晰,有包膜样回声,内部呈均匀性弱回声,后方回声略增强。

(二)脂肪瘤

1.病理概要

本瘤可发生于身体任何部位,多见于肩、背、肩胛和臀部。发生于胸壁者多位于壁层胸膜外,部分患者胸内、胸外同时发生,由两条肋骨间的峡部连在一起。大部分为单发,少数可多发。肿瘤大小不等,多数在3~6 cm,有包膜。

2.二维超声表

现肿瘤多位于壁层胸膜外,呈扁平型,长径与前后径之比大于2。胸内、胸外同时发生者呈哑铃状,胸外部分位于皮下组织层,胸内部分紧贴内壁并突向肺内,边界清楚(约60%)或不清楚(约40%),可有较完整的薄包膜,内部回声变化很大,可呈低回声等回声或高回声(图4-9)。大部分回声较均匀,越纯的脂肪回声越低,越均匀;结缔组织越多,回声越强。内部回声不均匀者可见点、线状高回声,后方回声无变化。位于皮下者加压时肿瘤可变扁。胸膜回声无异常。

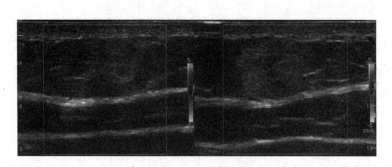

**图 4-9　胸壁脂肪瘤**

图左:横切,图右:纵切

3.彩色多普勒表现

多数学者认为 CDFI 不能在脂肪瘤内检出血流。

（三）软骨肉瘤

1. 病理概要

软骨肉瘤最常见，约占原发性胸壁恶性肿瘤的 50%，占全部胸壁肿瘤的 25%。40~60 岁发病者较多，16 岁以下少见。男多于女。80% 发生在肋骨，20% 发生于胸骨、肩胛骨。肿瘤大多原发于骨的中央，少数发生在骨表面。普通型软骨肉瘤占全部软骨肉瘤的 3/4，表现为骨干肥厚，切面皮质膨胀、变厚。髓腔内结节状玻璃样软骨组织，可见黏液样变、小囊肿形成和灶性钙化。

2. 二维超声表现

肋骨或胸骨骨皮质回声中断，肋骨处或胸骨骨髓腔内见梭形或分叶状肿块，早期呈均匀低回声，发生黏液变性时呈无回声，发生钙化时可见散点状、环行或弓形强回声伴声影。早期胸膜回声完整，胸膜受累后回声中断，并出现胸腔积液。肿块压迫邻近肋骨时，可使之变形。

（四）纤维肉瘤

1. 病理概要

本瘤是软组织中常见的一种巨大且疼痛性的恶性肿瘤，可发生在任何年龄，20~40 岁男性多见。该肿瘤可发生于任何部位，以四肢、躯干最常见。肿瘤多呈圆形或椭圆形，常有假包膜，边界清楚，常有出血、囊性变和坏死。常侵犯肋骨皮质，局部复发率高，有肺转移倾向。

2. 二维超声表现

肿瘤多呈椭圆形，也可呈不规则形。肿块较大，边界清楚，可见包膜样回声，内部呈均匀性弱回声或伴无回声，后方回声稍增强。侵犯肋骨皮质时，使皮质强回声缺损、中断（图 4-10）。

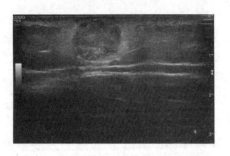

图 4-10　隆突性皮肤纤维肉瘤(二维超声)

3.彩色多普勒表现

CDFI 可见较丰富血流。

(五)横纹肌肉瘤

1.病理概要

横纹肌肉瘤是罕见的胸壁原发性恶性肿瘤,约占原发性胸壁恶性肿瘤的4%～26%,起源于未分化的中胚层,细胞密度大。可发生于任何年龄,儿童和成年人发病率相似,平均年龄 35.2 岁。成人发生部位以四肢最常见,其次是头颈和躯干部。

2.二维超声表现

多呈椭圆形,边界回声较清楚光滑,无完整包膜,内部呈不均匀低回声,可因出血、坏死、变性而出现不规则无回声,后方回声无衰减。

3.彩色多普勒表现

CDFI 于肿瘤周边和内部有丰富的动脉供血。

(六)脂肪肉瘤

1.病理概要

脂肪肉瘤是软组织常见的恶性肿瘤,在软组织恶性肿瘤中,脂肪肉瘤约占

21%,多见于40~60岁,儿童罕见。发生部位以下肢多见,其次为腹膜后,上肢和躯干及头颈部等处。一般为单发,少数为多发。

2. 二维超声表现

肿块呈椭圆形,边界较清,无完整包膜。分化低或黏液性变者内部可为较均匀弱回声;肿瘤纤维组织较多时可见不规则较强回声;有坏死、出血时呈不规则无回声。肿块后方回声不衰减。加压时变形不明显。邻近骨骼的圆形细胞性脂肪肉瘤,易侵犯骨或发生骨转移(图4-11)。

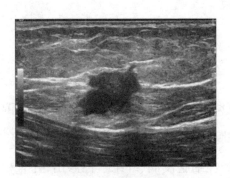

**图4-11　脂肪肉瘤**

3. 彩色多普勒表现

CDFI肿瘤周边及内部可见血流显示,多形性或圆形细胞脂肪肉瘤血流极为丰富。

(七)胸壁转移瘤

1. 病理概要

胸壁转移瘤多由其他部位的恶性肿瘤如肺癌、乳腺癌、前列腺癌、甲状腺癌、肝癌及恶性胸腺瘤、恶性淋巴瘤经血行转移而来,少数由肺癌、乳腺癌直接侵袭所致。可发生病理性骨折。

2. 二维超声表现

多位于皮下，呈卵圆形，边界清楚、光滑，无完整包膜，内部多呈均匀低回声，可因坏死、液化出现不规则无回声，后方无衰减。肋骨转移时可见骨皮质破坏，肋骨外板回声不连续，呈虫蚀状或散在斑点状，周围为肿瘤低回声。

3. 彩色多普勒表现

部分肿块内可显示血流信号。

### 四、胸膜良性增厚

(一)病理概要

多由结核性胸膜炎所致，也可由其他细菌、病毒、真菌、寄生虫等感染性胸膜炎或变态反应性胸膜炎如系统性红斑狼疮、类风湿性关节炎引起。胸膜的间皮细胞反应性增生、炎性细胞浸润、纤维素性渗出，并有粘连、机化或肉芽组织增生。常伴有胸腔积液。可分为局限性和广泛性。

(二)二维超声表现

于胸壁与肺组织之间见带状、丘状或波浪状回声，强度低于肺组织、高于胸腔积液和肌肉组织，内部回声均匀，壁层胸膜增厚不随呼吸上下移动，脏层胸膜增厚可随呼吸上下移动。厚度多在 1 cm 以内，肋膈角处因胸膜反折可超过 1 cm。如为结核所致可见钙化，呈圆形、卵圆形、条状、斑片状高回声伴声影。伴有胸腔积液时显示更清晰(图 4-12)。

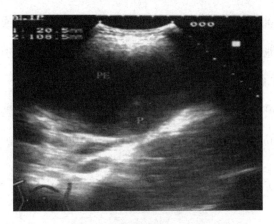

**图 4-12　膈胸膜增厚(结核性)**

PE:胸腔积液,P:胸膜

**(三)彩色多普勒表现**

通常难以在增厚的胸膜中探及血流信号。

**(四)鉴别诊断**

需与胸膜增厚型转移瘤鉴别,不伴胸膜内转移结节的恶性胸膜增厚,其声像图与良性增厚无明显差异,良性胸膜增厚多在 1 cm 以内,胸膜厚度超过 1 cm 时,应警惕恶性。主要依靠恶性的胸腔内、外肿瘤病史进行鉴别。此外,钙斑多见于良性病变。确诊主要依赖于胸腔积液细胞学检查和(或)胸膜活检。

**五、胸膜腔积液与脓胸**

**(一)病理概要**

常由毛细血管通透性增加(如炎症、结核、肿瘤)、静水压升高(如心力衰竭)、渗透压降低(如低蛋白血症)、胸膜腔负压增加(如肺不张)、淋巴回流减少(如淋巴管或乳糜管阻塞)及外伤、手术等引起。脓胸可为单纯性脓胸或脓气胸。结核性脓胸90%源于初次感染的结核灶,10%是空洞型或干酪型病变的重新活动所致。其他细菌性或混合型脓胸多由胸腔穿刺、胸管引流或支气管胸膜瘘污染了胸膜腔的积液而引起。

胸膜腔积液可分为游离性和局限性(包裹性)两种。包裹性积液可局限于侧胸壁、叶间、纵隔、肺底等处。常为多量积液局限化后形成。

### (二)二维超声表现

#### 1.游离性胸腔积液

少量积液时,仅于肋膈角处见积液暗区。表现为肋膈角处正常肺的多层次反射消失,于肝(或脾)与肺之间见三角形无回声区,上宽下尖,大小可随呼吸变化(图4-13)。

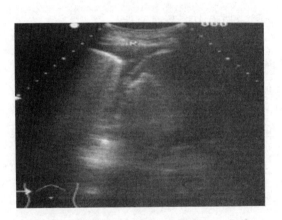

**图4-13　少量胸腔积液**

R:右侧胸腔

积液增多时,无回声区增大,肺组织由于积液的压力向肺门部退缩(图4-14)。暗区可上达肺尖,下达11肋间。

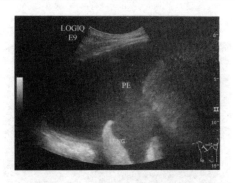

**图 4-14　胸膜腔大量游离积液**

LUNG:不张的肺组织,PE:胸膜腔积液

（1）积液量的估计:尚无确切的计算公式,但 Rudikoff 认为,25 mL 胸腔积液即可使侧胸壁与膈肌分离。Herth 认为,胸腔积液 10~30 mL 即可被超声探测。直立位 200 mL 积液可于 X 线片见肋膈角变钝,此时超声仅于后侧肋膈角见三角形暗区,称少量积液,积液量多在 500 mL 以下。坐立位积液平面超过肋膈角,达第 6 后肋间时称中量胸腔积液,积液量 500~1500 mL。超过第六后肋为大量积液。

（2）积液性质的估计:漏出液晴区内清晰。渗出液的指征有:①暗区内见稀疏弱光点,较浓的血性胸腔积液时(如恶性弥漫型胸膜间皮瘤时)可见密集粗光点;②有分隔伴有胸膜增厚;③伴有肺实质的病变(图 4-15)。脓胸时胸腔积液暗区不清晰,内见密集光点,脓液黏稠时可见脓团强回声在脓液中浮动(图4-16),常伴胸膜增厚。

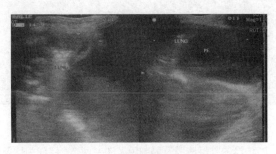

**图 4-15　胸腔渗出性积液( 癌性)**

左图:胸膜增厚,肺( LUNG) ;右图:胸腔积液暗区(PE)内见肺实变及粗回声点

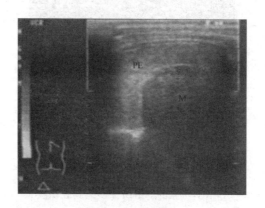

**图 4-16　脓胸**

PE:脓性积液;M:脓液中漂浮的脓团

2.局限性胸腔积液

局限于胸腔侧壁或后壁时,可于肺和胸壁间见半月形、山丘状、梭形无回声或蜂窝状回声,基底宽,位于胸壁,尖朝肺组织,长轴自上而下,局限于肋膈角时,多为圆形、卵圆形,周边为厚薄不均的壁层和脏层胸膜,内见条索状分隔(图4-17)。

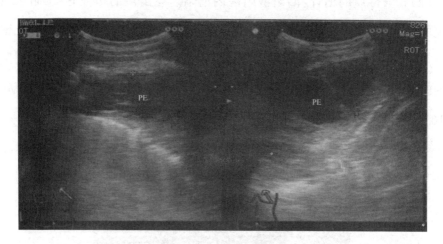

**图 4-17　包裹性胸腔积液**

PE:胸腔积液;P:增厚的脏层胸膜及膈胸膜。图左两个“+”间为增厚的壁层胸膜,
图右见自上而下为丘状低回声,尖突向肺内,内部暗区呈葫芦状,可见薄分膈

局限于叶间时,肋间斜切可于肺的强回声之间见扁平梭形无回声,长轴左右走向。也可为尖端向内上的三角形无回声区。

肺底局限性积液以右侧多见,积液聚积于肺底与膈肌之间。从肋缘下向上扫查,可于膈肌上方见上下径小、左右径大的星月状无回声。此型积液从肋间扫查有可能漏诊。

(三)彩色多普勒和频谱多普勒

暗区内不能探及血流。

(四)鉴别诊断

1.良性积液与恶性积液鉴别

良性积液时暗区内光点较少而弱,分隔光带纤薄易飘动。恶性积液时暗区内光点较密集、粗大,分隔光带厚薄不均。

2.叶间积液需与肺肉瘤鉴别

两者均为透声好的暗区,但叶间积液的液性暗区内无血流信号显示,肺肉瘤的均质性暗区内有血流信号显示。

3.肺底积液需与膈下脓肿鉴别

膈肌强回声与肝实质回声不分离,据此可与膈下脓肿鉴别。

4.包裹性积液需与胸膜囊肿鉴别

前者无包膜,后者有包膜。

(五)注意事项

(1)个别患者因恶性积液迅速增长,使膈肌反向至肋缘下,凹面朝上,易误诊为右上腹囊性肿块。

(2)包裹性积液部位不定,且位置隐蔽,易漏诊,需逐个肋间由内至外仔细扫查。

（3）气胸气体较多时，呈极强的多次反射，可将液体遮盖。取坐位或转动体位，从肋膈角处或肋缘下向上扫查方可见液体。

（六）与 X 线比较

X 线难以区别广泛肺实变与大量胸腔积液，难以区分漏出液与渗出液，看不到积液内的分隔，因而难以预示胸腔引流的困难性。当大量腹水达膈下时有时难以区分胸腔积液与腹水。在区分胸腔积液与胸膜实质性病变时，单用超声诊断率为 92%，单用 X 线片为 68%，两者合用诊断率为 98%。超声引导下胸膜活检时气胸发生率明显低于 X 线和 CT，准确率与成功率高，堪称价廉物美。

## 六、胸膜肿瘤

（一）原发性胸膜肿瘤

原发性胸膜肿瘤又可分为良性、恶性两种。原发性胸膜良性肿瘤包括良性间皮瘤、脂肪瘤、内皮瘤、血管瘤和囊肿等，以良性间皮瘤最常见。原发性胸膜恶性肿瘤包括恶性间皮瘤、血管内皮肉瘤、恶性纤维性组织细胞瘤等，以恶性间皮瘤多见。从病因学和治疗学观点出发，将胸膜间皮瘤分为局限型与弥漫型更合理。

1. 局限型胸膜间皮瘤

（1）病理概要：局限型间皮瘤与石棉接触无关。男女发病相同，主要见于 60~80 岁，分纤维型、上皮细胞型、肉瘤样型、上皮-肉瘤样混合型等多种类型。良性局限型间皮瘤最大径多小于 10 cm，不发生囊性变。多发生于脏层，也可发生于壁层，30%~50% 有蒂。生长缓慢，很少有症状。恶性局限型间皮瘤约占局限型间皮瘤的 30%，多发生于壁胸膜、纵隔胸膜或膈胸膜。多为单发，无蒂，体积大于良性局限型间皮瘤。症状较轻微,肺性骨关节病(杵状指)是间皮瘤的常见体征,但仅见于3%~31%的患者。常伴有少量至中量胸腔积液。

(2)二维超声表现:来自脏层胸膜者于胸膜腔内见圆形或类圆形肿块;来自壁层胸膜者于胸壁与肺之间见梭形肿块,肿块与胸壁的夹角为钝角;来自膈胸膜者于膈胸膜上见乳头状肿块。肿块多呈中等至较强回声,实质性。良性者最大径一般小于10cm,偶可充满整个胸腔,有完整、清楚的包膜,较少伴胸腔积液。恶性者最大径半数以上超过10cm,包膜可不完整,可出现坏死、出血的无回声区,可伴少量至中量胸腔积液。纤维型内部回声均匀,上皮细胞型回声分布均匀或不均匀,肉瘤样型内部可见低回声和无回声,暗区内可见条索状、放射状分隔。后方回声衰减的有无与瘤体-肺野接触面大小有关。带蒂肿块可随呼吸或体位改变而出现顺时针或逆时针摆动。

(3)彩色多普勒表现:难以显示彩色血流,或仅于边缘部见点状、短棒状动静脉血流。

(4)鉴别诊断。

①与周围型肺癌鉴别:肺癌直径较小,无包膜,内部回声低,可随呼吸上下移动而无摆动,肿块与胸壁的夹角成锐角。

②与肺炎性假瘤鉴别:炎性假瘤无包膜,内部回声低,可随呼吸上下移动而无摆动,肿块与胸壁的夹角成锐角。

③与胸膜囊肿鉴别:通常起源于心包胸膜角,单房。当囊肿内充满细胞碎屑时易误诊为实质性,肿块内若能找到血流,则更支持实质性肿块的诊断。

④与包裹性胸腔积液鉴别:肉瘤样型间皮瘤于暗区内可见放射状分隔,易与之混淆。

2.弥漫型胸膜间皮瘤

(1)病理概要:弥漫型胸膜间皮瘤是一种恶性肿瘤。本病与石棉接触有关,闪岩类纤维特别是青石棉与恶性胸膜间皮瘤密切相关。本病男性多于女性,高发期在60~69岁年龄段。组织学分上皮型、混合型、纤维肉瘤型、腺管乳头型、未分化多角细胞型等,壁层胸膜多见,常为多发。常伴剧烈胸痛和生长迅速的大量血性胸腔积液。恶性程度高,大部分在发病一年内死亡。

(2)二维超声表现:声像图可有三种表现类型。

①胸膜增厚型:胸膜可达数毫米至2cm,呈均匀的低回声。

②多发性结节型:在胸膜增厚的基础上出现多个结节,小者呈乳头状结节,大者呈山丘状、驼峰形肿块,肿块表面距胸壁的最大径一般为数毫米至5cm,基底宽,呈低至中等回声,光点细,分布尚均匀。结节表面线状强回声与增厚的壁层胸膜相延续(图4-18)。

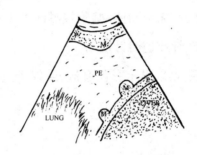

**图4-18　弥漫性恶性间皮瘤模拟图**

P:增厚的胸膜;M:间皮瘤肿块;PE:血性胸腔积液;LUNG:被压缩的肺;LIVER:肝

③"水草样"型:胸腔积液暗区内出现放射状或轮辐状的、厚薄不均的带状强回声分隔(图4-19)。

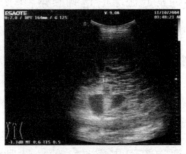

**图4-19　恶性间皮瘤**

胸腔积液暗区内见"水草样"等回声

弥漫型常伴有迅速增长的大量血性胸腔积液,其内见密集粗光点,可随体位改变滚动,不伴粘连带。积液有时可达肋缘下,可使膈肌反向成凹面向上,易误诊为上腹部囊肿。

(3)彩色多普勒表现:肿块内难以显示彩色血流。

(4)鉴别诊断。

①与胸膜转移癌鉴别,后者常有明确的全身其他器官原发肿瘤史,结节回声低、短期内生长较快。

②与结核性胸膜炎鉴别,后者仅有胸膜增厚而较少伴有结节样病变,胸腔积液内纤维分隔多而光点较少。全身中毒症状和 PPD 阳性有助于鉴别诊断。

(5)注意事项。

①本病临床上最易误诊为结核性胸膜炎,未见胸膜结节的胸腔积液患者经正规抗结核治疗后无效时应警惕本病。

②注意扫查肋骨,因尸检更常见肋骨破坏。

(二)继发性胸膜肿瘤(胸膜转移瘤)

1.病理概要

转移到胸膜的原发肿瘤可来自全身各器官的肿瘤及淋巴瘤、黑色素瘤等,以肺癌、乳腺癌、淋巴瘤、胃肠道肿瘤较常见。常伴发胸腔积液。

2.二维超声表现

图像各异,大致可分为以下四型。

(1)胸膜增厚型:见于壁胸膜和膈胸膜。受累胸膜规则或不规则增厚,厚度多>1cm,呈片状或波浪状,内部回声中等均匀(图4-20)。

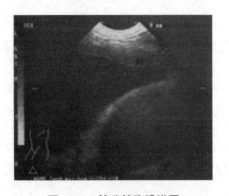

图 4-20　转移性胸膜增厚

P:胸膜厚薄不均;PE:胸腔积液

（2）结节型:多见于膈胸膜和壁胸膜转移。膈胸膜转移时在胸膜腔的无回声区内可见自胸膜向胸膜腔内突起的结节状或乳头状中至高回声,直径 1~3 cm,边界清晰规整,内部回声均匀,单个或多个,基底较宽,也可有蒂。壁胸膜转移时于增厚的胸膜内见结节状低回声,直径 1~2 cm,内部光点分布均匀。脏层胸膜转移表现为肺强回声光带连续性中断,该处见弱或低回声结节凸向肺内,后方伴"彗星尾征"。霍奇金病胸膜转移时,可于增厚的胸膜内见卵圆形低回声,光点分布均匀(图 4-21)。

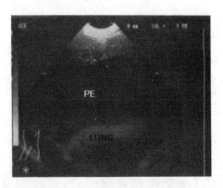

图 4-21　结节型胸膜转移癌

在增厚的胸膜内见低回声结节(两个+之间);PE:胸腔积液;LUNG:肺

（3）块状型:胸膜呈块状增厚,直径>3cm,肿块与胸膜成钝角。部分因肿块巨大难以显示边界,内部呈中至低回声,可有小范围不规则暗区(图 4-22)。

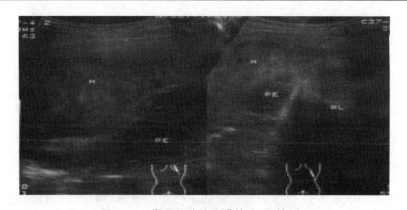

**图 4-22　肾母细胞瘤胸膜转移(巨块型)**

M:胸膜肿瘤;PE:胸膜腔积液;RL:右肝

(4)肺癌直接侵犯诊断标准:①胸膜破坏,胸膜线状高回声中断;②肿瘤低回声穿过胸壁;③呼吸时肺肿瘤固定不动。Suzuki 等认为,超声诊断肺癌侵犯胸壁的敏感性 100%,可信区间为 82%～100%,特异性 98%;可信区间为 92%～99%,准确性为 98%。

以上各型均常伴有中等至大量胸腔积液,可为双侧或单侧。

3. 彩色多普勒表现

胸膜块状型转移肿块内有时见点状彩色血流。

4. 鉴别诊断

胸膜增厚型需与良性胸膜增厚鉴别,恶性胸膜增厚多>1cm。病史、PPD 等有助于鉴别诊断,胸腔积液细胞学或胸膜活检是鉴别诊断最可靠的方法。

5. 注意事项

(1)应逐个肋间扫查,以免漏掉小病变。还应向下倾斜扫查,以免漏掉肋骨后方病变。

(2)胸膜转移瘤表现为低回声时,易误诊为胸膜腔积液,应予以注意。

## 第四节　纵隔疾病

因纵隔组织来源广泛,故原发的纵隔肿瘤种类很多,但根据其来源,大体上分为五类:①来源于胸腺;②来源于生殖细胞;③来源于甲状腺;④来源于神经;⑤来源于淋巴结和支气管。前三者多位于前上纵隔或前纵隔,以胸腺肿瘤、畸胎瘤最多见。神经源性和胃肠源性肿物多位于后纵隔脊柱旁,恶性淋巴瘤和转移癌多位于前纵隔,也可发生在中纵隔。来源于支气管的肿瘤多位于中纵隔。

### 一、胸腺肿物

#### (一)病理概要

胸腺淋巴样增生是与重症肌无力有关的最常见的胸腺疾病,约占病例的60%。女性更常见。50岁以上极为少见。病理确诊的病例中约有70%的胸腺表现为异常增大。

胸腺瘤是来源于胸腺上皮的肿瘤,最常见于中年人,20岁以下甚少见,多见于30~39岁,男女发病率几乎相等。恶性率较高。可发生囊性变甚至只残余薄层腺组织。

胸腺脂肪瘤是罕见的肿瘤。肿瘤柔软而不影响相邻结构,以至于发现时体积已经很大。组织学为成熟脂肪组织和不明显的胸腺组织的混合,胸腺组织的多少与患者年龄有关。

胸腺囊肿指来自胸腺咽管的先天性囊肿,不常见,约占纵隔肿瘤和囊肿的1%~3%,多为单纯的无症状囊肿。

临床上伴或不伴眼睑下垂、吞咽困难、咀嚼无力等重症肌无力症状。

（二）声像图表现

1.胸腺增生及胸腺瘤

肿物位于前上纵隔,单发。胸腺增生表现为胸腺增大,主要为厚度增加,超过各正常年龄组的 1.5 个标准差(20~29 岁,右叶正常平均厚度为 1.18 cm,以后随年龄增长而缩小),为扁平形,侧缘光滑平直,下部略厚于上部。胸腺瘤位于心脏与大血管交界处,呈圆形、扁圆形或分叶状,境界清晰,包膜完整,胸骨上窝高频扫查见内部回声略高于甲状腺,光点粗于甲状腺组织,分布欠均匀(图4-23)。

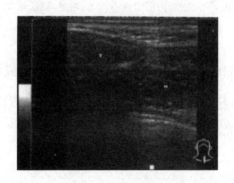

图 4-23　胸腺增生

高频线阵探头纵切扫查胸腺(M)回声略高于甲状腺(T),光点较粗,分布大致均匀

胸骨上窝及胸骨旁低频扫查呈低回声,光点分布均匀,后方回声无明显改变。胸腺瘤可广泛坏死、囊性变,仅剩结节状瘤组织位于纤维囊壁上,并见钙化和胆固醇结晶引起的强光点、光斑。增生的胸腺或胸腺瘤与主动脉之间有薄层完整的脂肪层。当肿瘤边界不清、突破包膜生长,或侵入肺组织时强烈提示恶性胸腺瘤(图4-24)。肿瘤侵及心包时可出现心包积液。

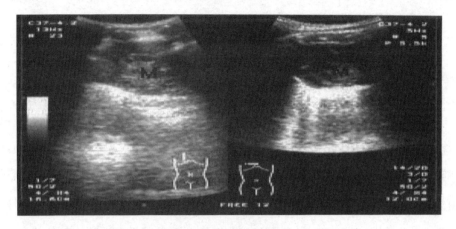

**图 4-24　恶性胸腺瘤(M)**

3.5MHz 凸阵探头右侧胸骨旁第二肋间纵切(图左)和横切(图右)扫查,肿瘤边界清楚,

包膜不完整,内部回声不均匀,可见坏死、液化

## 2. 胸腺囊肿

可见于前上纵隔和颈部的下颌角与胸骨之间,单房或多房,具有一般囊肿的特征,壁薄光滑,未并发囊内出血时暗区内清晰,有囊内出血时可见密集弱光点,囊壁可见钙化强光点。

## 3. 胸腺脂肪瘤

前纵隔巨大肿块,自上向下生长,以下胸部最为显著,边缘规则,包膜完整,内部回声与脂肪组织的多寡有关。多表现为均匀高回声,内可见岛屿状低回声的胸腺组织。肿块紧贴于心脏上,易造成心脏肥大的假象,应予以注意。

## (三)彩色多普勒

CDFI 于增生的胸腺内可见正常动、静脉通过,血管无移位。恶性胸腺瘤可见较丰富的血流信号(图 4-25)。

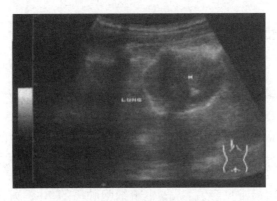

**图 4-25 纵隔神经鞘瘤二维超声**

背部脊柱旁纵切,见肿瘤(M)有完整包膜,内部回声基本均匀。LUNG:肺

(四)鉴别诊断

(1)胸腺增生需与胸内甲状腺肿鉴别:两者均位于前上纵隔,回声相似。但后者多伴肿块内结节,可随吞咽上下移动,放射核素扫描呈阳性。

(2)当胸腺瘤囊性变仅残余薄层腺组织需与胸腺囊肿鉴别:后者无临床症状,壁为厚薄均匀的高回声。

(3)当霍奇金病侵犯胸腺时可发生囊性变,特别是在治疗后更显著,需与胸腺囊肿鉴别。

(4)前上纵隔低回声肿块伴有库欣(Cushing)综合征时,应考虑胸腺类癌。

(5)良性胸腺瘤与恶性胸腺瘤的鉴别:见表 4-1。

**表 4-1 良性胸腺瘤与恶性胸腺瘤的鉴别**

|  | 良性胸腺瘤 | 恶性胸腺瘤 |
| --- | --- | --- |
| 形态 | 圆形,类圆形 | 类圆形,不规则形 |
| 包膜 | 完整 | 多不完整 |
| 内部回声 | 多均匀 | 不均匀 |
| 周围器官侵犯 | 无 | 多有 |
| 胸腔或心包积液 | 无 | 可有 |

## 二、生殖细胞肿瘤

### (一)病理概要

生殖细胞肿瘤占纵隔肿瘤和囊肿的 20%,绝大多数位于前纵隔,来源于生殖细胞,以良性畸胎瘤较常见。畸胎瘤可分为成熟型和未成熟型两大类,又以成熟型囊性畸胎瘤最常见,约占纵隔生殖细胞肿瘤的 70%,好发于青少年,由三个胚层的各种成熟组织组成,切面以囊性为主,充满皮脂样物,可见牙齿、毛发等,可破入气管、支气管树。未成熟型畸胎瘤多为实性和恶性。纵隔最常见的恶性生殖细胞肿瘤是精原细胞瘤,其他包括胚细胞癌、恶性畸胎瘤、绒癌和内胚窦瘤等,多见于男性。精原细胞瘤几乎都发生在胸腺,形态学表现睾丸精原细胞瘤一致。畸胎癌约占纵隔生殖细胞肿瘤的 5%,生长迅速,广泛侵袭,常见出血坏死。绒毛膜上皮癌多发生于 30~40 岁,常伴有男性乳腺发育和血浆绒毛膜促性腺激素(HCG)升高。

### (二)二维超声表现

肿块好发于前纵隔,于胸骨旁第二肋间扫查见肿瘤回声。右侧者常位于肺动脉主干及左支前方,左侧者常紧邻左心房和右心室流出道。单发,直径 5~25cm。可伴有心脏移位。偶伴少量胸腔积液或心包积液。

1. 囊性良性畸胎瘤

女性多见,呈圆形或椭圆形,边界清楚,包膜完整、光滑、可见侧边声影,以混合回声多见,周边为厚薄不均的等回声至高回声,光点分布不均,可见强光团伴声影,中间为偏心暗区,内见弱光点。部分肿块可见"脂液分层征",即肿块上层为脂质,呈密集均匀强回声,下层为液暗区。或可见"瀑布征",由毛发油脂所致的成束或成丛的线状强回声组成。可见钙化强光团伴声影。少数肿块完全为无回声,内充满密集均匀弱光点(皮样囊肿),此时易误诊为实质性肿块,快速转动体位可见光点呈旋祸状流动,后方回声增强。

2. 实性畸胎瘤

以恶性多见。良性者包膜完整,多呈圆形,恶性者体积较大,短期内生长较快,圆形或分叶状,包膜不完整,边缘不清、毛糙。内部为大小不等的低回声,间以团状高回声(脂肪组织)或强光团伴声影(钙化、骨骼组织),有液化时为偏心暗区,暗区与实质分界清楚,暗区内见粗光点,肿块与大血管间的脂肪层消失。肿块中骨骼、脂肪等高回声成分越多,越趋向良性,软组织等低回声实性成分越多越趋向于恶性。伴有胸腔和(或)心包积液时应考虑恶性。

(三)彩色多普勒表现

囊性畸胎瘤一般难以探及彩色血流,囊实性或实性畸胎瘤可于囊壁和低回声的实质部分探及点状血流。

(四)鉴别诊断

1. 皮样囊肿需与支气管囊肿、心包囊肿鉴别

前者囊肿内可见弱光点,后者暗区内清晰。

2. 与囊性畸胎瘤鉴别

钙化并非畸胎瘤所特有,在前纵隔的胸腺瘤和甲状腺肿中也可见到,故不能据此诊断畸胎瘤。但因20岁以下胸腺囊肿和胸腺瘤很少见,故当发现此年龄段前纵隔囊性病变,特别是周边有钙化灶时,应考虑囊性畸胎瘤。此外,在前纵隔肿块内见到牙齿、毛发或成熟的骨骼组织回声时即可诊断为畸胎瘤。

### 三、神经源性肿瘤

#### (一)病理概要

神经源性肿瘤大体上分为两类:一类来自外周神经,包括神经纤维瘤、神经鞘瘤及恶性神经鞘瘤。来源于肋间神经、迷走神经及膈神经的纵隔神经纤维瘤极少见,常伴有其他部位的多发性神经纤维瘤,多为良性,恶性占10%。神经鞘瘤是由许旺细胞起源的良性肿瘤,又称许旺瘤,身体各部均可发生,在纵隔肿瘤中最为常见,其发生率近30%。有包膜,直径数毫米至数厘米不等,常有出血及囊性变。另一类来源于交感神经节,包括神经节瘤、神经节母细胞瘤、神经母细胞瘤及节旁瘤(化学感受器瘤、嗜铬细胞瘤)。患病年龄与这些肿瘤的相对发生率有关,小于10岁的患者多属于交感神经类,所有小于1岁的患者都是神经母细胞瘤或神经节母细胞瘤。多数神经节瘤、副神经节瘤、神经鞘源性肿瘤发生在20岁以上的患者。

#### (二)二维超声表现

肿瘤常位于后纵隔的椎旁区,单发多见,体积较大,最大径5~15cm,呈圆形、椭圆形或分叶状,边界清晰,有完整包膜。内部为低回声,大部分光点细致,分布均匀,后方回声无衰减。肿瘤发生脂肪变性时,可出现高回声。发生出血、囊性变时,可见不规则无回声区,甚至完全变成囊性。肿瘤一般不侵犯邻近骨骼。恶性神经鞘瘤多伴有多发性神经纤维瘤病,可见胸膜及肺转移。

#### (三)彩色多普勒表现

CDFI可见点状、短棒状血流显示。

（四）鉴别诊断

（1）来源于外周神经的肿瘤钙化少见，可横向生长或纵向生长，而来源于交感神经节的肿瘤钙化多见，肿瘤大多沿头足方向纵行生长，与纵隔呈钝角。

（2）需与纵隔胸膜来源的肿瘤鉴别。

（五）注意事项

一般认为，发生于身体其他部位的神经纤维瘤无包膜，神经鞘瘤有包膜，而发生在纵隔内的这两类肿瘤均有完整包膜，因此，在纵隔肿瘤中，不能根据包膜的有无来鉴别两者。

肿块较大时可见不规则无回声，也可整个结节呈类无回声，后方回声稍增强。可同时在颈部探及多个类似结节。肿块还可直接侵犯邻近组织和胸壁。

**四、淋巴结肿大**

（一）病理概要

淋巴结肿大在纵隔肿物中最常见。可由恶性淋巴瘤、转移癌、结节病、感染等引起。淋巴瘤绝大多数原发于淋巴结内，也可发生于结外淋巴组织。分霍奇金病（Hodgkin's disease，HD）和非霍奇金病（Non-Hodgkin's，lymphoma NHL）两大类，是青少年中最常见的恶性肿瘤之一。组织学上分为四型：①淋巴细胞为主型，常见于35岁左右男性，少见坏死。②结节硬化型，好发于年轻女性，约50%伴有纵隔淋巴结肿大。淋巴结被膜增厚，并向内形成宽的条索分隔。③混合细胞型，男多于女，可伴坏死灶。④淋巴细胞消减型，多见于50岁以上老年或中年，淋巴结结构完全消失，常伴有灶性或片状坏死。转移性淋巴结肿大最多见的是非小细胞肺癌和食道癌的转移。

（二）二维超声表现

好发于前纵隔和中纵隔。恶性多见。经胸骨上窝、锁骨上及胸骨旁第二肋间扫查，于胸腔大血管前方见圆形、卵圆形肿块，多个淋巴结融合时呈分叶状，有不完整包膜，内部呈弱回声，光点细致均匀（图4-26）。

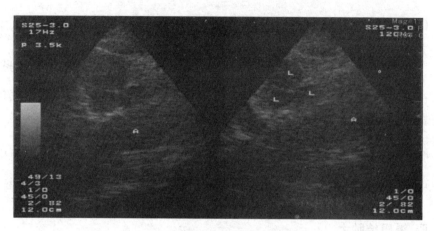

**图4-26　纵隔霍奇金病（混合细胞型）**

低频探头胸骨旁第二前肋间横行扫查，L：淋巴结；A：心脏大血管

（三）彩色多普勒表现

结节内常见坏死液化，因而难以显示自淋巴门进入的血流。

（四）鉴别诊断

淋巴瘤需与纵隔淋巴结转移癌鉴别，转移性淋巴结较少超过3 cm，回声多不均匀，淋巴瘤和结节病肿瘤较大，回声多均匀。淋巴瘤的回声相对较低，结节病和淋巴结结核的回声相对较高。如结节内有钙化，则强烈提示结核。恶性淋巴结的短径多≥1.0 cm，长径多≥1.5 cm，以短径最有意义。但还需注意寻找原发病灶。

### 五、胸内甲状腺肿瘤和瘤样病变

#### (一)病理概要

最多见的是结节性甲状腺肿,甲状腺癌占3%左右。从发生学上来说,纵隔内甲状腺结节性增生并不是来自异位的甲状腺组织,而是由于颈部甲状腺的位置下降或肿大达前纵隔。肿块位于气管前方,偶可由一细蒂连接达到气管后部。可导致呼吸困难和声音嘶哑、吞咽困难,甚至出现上腔静脉综合征。

#### (二)二维超声表现

于胸骨上窝扫查,可见胸骨后肿块边界清楚,与颈部甲状腺相延续,内部回声与颈部甲状腺声像图一致,可呈分叶状,可伴钙化,可随吞咽上下移动,可使气管移位。当肿块边界不清,或肿块内出现边界不清的低回声区,或邻近的淋巴结肿大时,应高度怀疑甲状腺癌。

#### (三)彩色多普勒表现

前纵隔甲状腺肿与颈部甲状腺肿一致,气管后甲状腺肿血供来自细蒂内的血管。受探查条件限制,有时难以显示。

#### (四)鉴别诊断

本病需与胸腺肿瘤鉴别。向颈部追溯可见前者与颈部甲状腺相连,并随吞咽上下移动。同位素扫描可进一步证实前纵隔肿物来自甲状腺组织。

#### (五)注意事项

7%的甲状旁腺肿瘤发生在前上纵隔,应予以注意。

## 六、支气管囊肿

### (一)病理概要

支气管囊肿起因于肺原基的发育障碍。可发生在气管、支气管树的任何部位,多发生在气管隆突周围,中纵隔多见。多见于新生儿,且常伴有肺的其他发育异常。囊肿大小不等,可单发或多发。囊壁被覆假复层纤毛柱状上皮细胞。

### (二)二维超声表现

单发,圆形或卵圆形囊性肿块,单房多见。包膜完整,壁较厚。由于其内容物为脓稠的黏液样物质,囊内可见弱光点。当囊肿与气管相通时,可见上方为气体强回声,下方为囊肿无回声。

### (三)彩色多普勒表现

包膜上偶见较粗的滋养血管。

## 七、心包囊肿

心包囊肿为先天性间皮囊肿。多发生于中纵隔的右前心膈角,为圆形、卵圆形或不规则形无回声,边缘光滑,有包膜,后方回声增强。

# 第五节　肺部疾病

## 一、肺脓肿

### (一)病理概要

肺脓肿由化脓性细菌所引起的肺实质炎症、坏死、液化所致。最常见的病原菌有葡萄球菌、链球菌、肺炎球菌、厌氧性梭形杆菌及螺旋体。右肺较左肺多见,因病菌侵入肺内的方式不同而好发部位不同。吸入性肺脓肿好发于右肺上叶后段及下叶尖段。支气管(肿瘤)阻塞性肺脓肿发生部位与肿瘤发生部位有关。肺炎后肺脓肿多位于上叶。脓毒血症肺脓肿体积较小,多位于胸膜下。脓肿与胸壁的距离<1cm或脓肿与胸壁间的肺组织有炎症、水肿、渗出时,超声方可探及。

### (二)二维超声表现

肺周边部见圆形、类圆形的低至等回声或混合回声肿块,边界尚清,高频超声因受两侧肺气干扰不显示包膜回声,低频超声可见高回声包膜。液化后内部可为无回声,当脓肿与气管相通有空气吸入时,可出现气-液平面,其上方为条状气体强回声,下方为脓团稍高回声。该处肺表面平整或稍隆起。肿块可随呼吸上下移动。部分可伴有局部胸膜增厚和(或)少量胸腔积液。

### (三)彩色多普勒表现

肿块内难以显示彩色血流。

（四）鉴别诊断

1. 周围型肺癌

需与低回声型脓肿鉴别,有气液平面更支持脓肿诊断。

2. 结核瘤

需与低回声型脓肿鉴别,结核瘤相对较小,多为圆形,有包膜。瘤内的钙化多为斑点状、环状,而脓肿内的气体强回声呈条状、团状。

（五）注意事项

注意寻找脓肿与胸壁最贴近的部位(即声窗),有利于显示肿块全貌。适当降低增益、采用高频扫查有助于显示局部胸膜受累情况。

**二、肺炎性假瘤**

（一）病理概要

肺炎性假瘤的本质为增生性炎症,是肺慢性炎症修复机化后形成的局限性瘤样病变。发病年龄以 30~40 岁多见,男多于女。临床上常有呼吸道感染或肺部炎症的病史。肿块可发生于肺的任何部位,以肺周边部较多见,可有或无假包膜,直径为 2~5 cm。

（二）二维超声表现

位于周边部的肿瘤常可显示。多表现为圆形、类圆形的均匀性低回声肿块,边界清晰,部分可见强回声包膜。也可表现为周边厚薄不均的低回声区,中心为稍高回声区,两者间见环状高回声壁。后壁回声稍增强。无粘连时与呼吸同步运动。常伴局部胸膜增厚(图 4-27)。

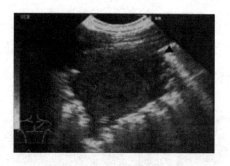

**图 4-27　肺炎性假瘤**

病灶周边低回声与中心稍高回声,两者间见环状高回声壁(宽箭头所指),脏层胸膜增厚(黑箭头)

（三）彩色多普勒表现

肿块内难以显示彩色血流。

（四）鉴别诊断

需与周围型肺癌鉴别,后者常伴胸膜回声中断。

### 三、肺结核瘤

（一）病理概要

肺结核瘤属于继发性肺结核的病变类型之一。由结核结节扩大融合或浸润性结核治疗后纤维包裹干酪样坏死或空洞坏死,外围的纤维膜增厚所致。常为单发,直径多在 2~4 cm,有包膜,中心为干酪样坏死。常无症状。

（二）二维超声表现

常发生于肺周边部的胸膜下肺组织,尤其是肺尖的背段,肿块一般不超过 2 cm。根据病程不同声像表现不同:①圆形,边界清楚,包膜薄,内部呈均匀低回声。此类较多见(图 4-28)。②呈分叶状。临近胸壁处稍隆起,有较厚的强回声包膜,内部光点粗细不一,强弱不等,分布不均。中央有液化时,可出现厚壁弱回声区。有空洞者,可见气体反射强回声。多伴有局部胸膜增厚。③结节钙化时,可出现斑点状、团状强回声,后方伴声影。

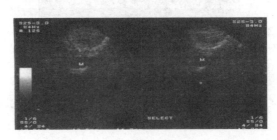

**图 4-28　右肺背段结核瘤(M)**

第三后肋间横切扫查见肿瘤呈均匀低回声(两个"+"之间),有包膜

### (三)彩色多普勒表现

肿块内难以显示彩色血流。

### (四)鉴别诊断

需与周围型肺癌、肺炎性假瘤鉴别。后两者肿块相对较大,均无包膜,无结核病史。

### (五)注意事项

因结核瘤常见于肺尖及背段,应注意锁骨上窝及背部肩胛骨间的扫查。

## 四、肺间质慢性炎症

### (一)病理与临床

由多种病因引起多种病理改变,主要为不均匀纤维化、平滑肌增生,肺间质内淋巴细胞浸润,或肺泡腔内充满大单核细胞等。慢性者起病隐匿,进展缓慢。患者最终死于呼吸衰竭。

（二）二维声像图表现

肺表面多发性低回声,边界清,无包膜,呈蘑菇状,基底宽,向肺内凸出,内部光点细,分布欠均匀或不均匀(图4-29)。

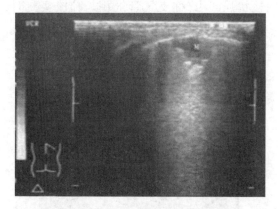

图4-29 慢性肺间质炎性病变(M)

（三）彩色多普勒表现

较大肿块内可显示少量彩色血流。

**五、肺实变**

（一）病理概要

肺实变指终末细支气管以远的含气腔隙内的空气被病理性液体、细胞或组织所替代,通常由细菌、病毒等微生物感染所引起,病变累及的范围可小至腺泡,大至肺叶,甚至全肺。以左下肺叶常见,右下肺叶次之。男多于女。可并发肺脓肿、化脓性胸膜炎及脓胸。

（二）二维超声表现

全肺或肺叶实变时,胸腔内见楔形、三角形实质性中低回声,沿胸廓走向,体积略小于胸廓,边界清晰,脏层胸膜光滑,呈线状强回声,实质回声低于肺不张的回声,类似于肝实质回声,内部光点分布尚均匀,可随呼吸移动,内见散在分布的树枝状支气管回声,管壁平整、管腔较细窄,腔内含有液体,称支气管液相,也可见线状、树枝状强回声,称支气管气相。肺段实变时,可见类三角形或不规则形的实质性中低回声,支气管气相相对多见。可伴有胸腔积液（图4-30）。

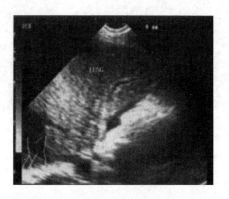

**图4-30　肺实变**

LUNG:实变的肺,呈中低回声类似肝实质,内见支气管液相(宽箭头所指)

（三）彩色多普勒表现

可见自肺门伸入实质的彩色血流。彩色多普勒可用于区别肺血管与支气管液相。

**六、肺不张**

肺不张,即肺叶或肺段萎陷。

（一）病理概要

原本含气的肺因压迫或阻塞变为萎陷。肺不张的原因有四大类：①阻塞性，气管与肺泡的正常交通丧失。②被动性，有病变（如气胸、大量胸腔积液、胸腔肿瘤）占据胸腔，使胸膜腔负压消失，导致肺回缩到静止状态。③粘连性。④瘢痕性，继发于肺纤维化。

（二）二维超声表现

肺叶不张时无气的肺叶体积明显缩小，呈尖朝下的三角形实性回声，内部回声高于肝实质回声，光点细致，分布均匀（图4-31），肺膨胀不全时周边为均匀的中局回声，近肺门部侧见气体强回声，可见支气管气液相（图4-32）。多伴有胸腔积液。可伴有肺门部肿块。

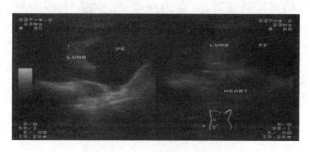

**图4-31　左下肺叶不张**

LUNG：肺组织；PE：胸膜腔积液；HEART：心脏

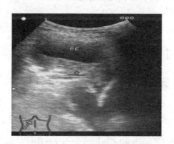

**图4-32　心脏手术后胸腔积液伴肺膨胀不全**

见支气管气液相（箭头所指）；PE：胸腔积液

（三）鉴别诊断

需与肺实变鉴别。后者肺体积无明显缩小，部回声颗粒粗大，分布欠均匀。

## 七、肺癌

（一）病理概要

肺癌发病年龄多在 45 岁以上，男多于女。根据组织学类型分为：非小细胞肺癌（NSCLC，包括鳞状细胞癌、腺癌、未分化癌）和小细胞肺癌（SCLC）。前者通常采用手术切除或放疗，后者对化疗非常敏感。根据形态分为结节型、巨块型、支气管周围型及弥漫浸润型。根据发生部位分为：①中央型，占半数以上，肿瘤发生于主支气管或叶支气管，多为鳞状细胞癌；②周边型，占第二位，起源于肺段以下的末梢支气管或肺泡，多为腺癌；③弥漫型，较少见，多为细支气管肺泡细胞癌。

（二）二维超声表现

1. 中央型

当肿块较大或伴有胸腔积液、肺不张、肺实变时可被超声显示，直径多在 3~5 cm，形态不规则，或呈分叶状，无包膜，无声晕。绝大部分呈弱回声，也可为等回声或不均匀高回声，边界多清晰，周边呈蟹足样，内部可见高回声光点。体积较大、发生坏死液化时，可形成薄壁偏心的无回声区，内见强光点，并随体位改变或快速呼吸而产生光点飘浮现象，有学者称之为"闪烁光点征"，为残存的含气肺组织。伴有肺实变时，可于肺组织内见"支气管液相"声像。研究证实，"支气管液相"对诊断中心型肺癌具有较高的价值。伴较多胸腔积液时，可见肺门淋巴结肿大（图 4-33）。

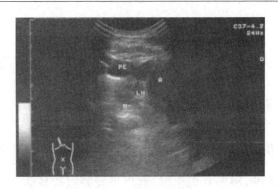

**图 4-33　中央型肺癌**

右侧胸骨旁第二肋间扫查,右肺中央型肺癌,伴肺门淋巴结肿大

M:肺癌;LN:淋巴结;PE:少量胸腔积液;A:心脏大血管

2. 周围型

直径多为 2~8 cm,此型最易为超声显示。呈类圆形、不规则形,大部分边界清晰,无包膜,无声晕。内部回声以低回声多见,也可为等回声或回声强弱不等。肿瘤回声一般高于中央型肺癌,分布依病理类型略有差异,鳞癌回声分布多不均匀,光点粗大。未分化癌多呈均匀低回声(图 4-34)。脏层胸膜中断、内收,呈"兔耳征""V"形,系脏胸膜受肿瘤内瘢痕组织牵拉所致,较具特异性。后方回声因肿瘤与肺组织的明显声阻差而显示增强,有时可见轮辐状彗星尾征。

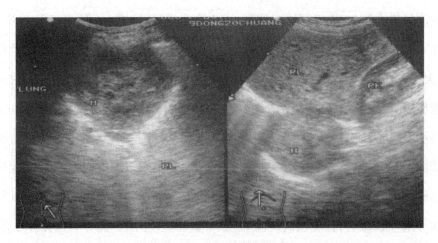

**图 4-34　右下肺背段肺癌**

LUNG:肺;M:肺癌;RL:右肝;RK:右肾。图右见膈肌回声中断(肿瘤侵犯膈肌和右肝)

### 3. 弥漫型

粟米至 1 cm 大小,若不伴有肺叶不张和(或)实变,此型超声难以显示。

### (三)彩色多普勒表现

中央型肺癌难以显示肿块内血流,周围型肺癌从右肋缘下或剑下扫查时,可见肝静脉受压变细,内见五彩血流,或可见静脉内转移性栓子。

### (四)鉴别诊断

肺周边部良恶性肿块的鉴别:国内陈敏华等认为,具有以下征象时可诊断为良性病变。①病变呈楔形和(或)呈等回声;②病变内部可见散在的小支气管相;③病灶与肺组织边界欠清晰、模糊和(或)局部胸膜未见隆起、中断。根据该标准诊断肺内良性病变的敏感性为61%,特异性95%,诊断正确率为86%。

## 第六节　彩色多普勒、频谱多普勒在胸腔疾病中的应用

尽管二维超声在胸腔疾病的应用已有 30(国内)~40(国外)年,彩色多普勒血流显像在胸腔疾病中的应用研究仍较少,其原因有:一是由于肺气影响,MRI、CT 诊断纵隔、肺部病变存在明显优势,超声在胸腔疾病的应用仍受到限制,大样本研究较少;二是纵隔及中心型肿瘤经胸扫查时多采用低频探头扫查,不能显示低速血流,心脏搏动造成的噪声干扰等,导致对胸腔病变内部血供信息显示不真实;三是纵隔及中心型肿瘤位置深在,且多位于胸腔积液深部,敏感性降低;四是周围型肿块部分被肺气遮挡。但有个别报道可根据以下标准判断肺部肿块的良恶性:①肿块内血流丰富易检出;②血管分级 Ⅱ 级(3~4 个点状血管和一条较长血管,长度接近肿块直径)~Ⅲ 级(多个点状血管和两条以上较长血管);③PI<1,RI<0.5。上述指标的临床价值有待进一步验证。

　　声学造影诊断胸腔疾病的报道较少。声学造影能有效地反映病变内部的血流动力学变化,可连续实时观察病变组织微血管血流灌注过程、清楚地勾勒出肿瘤边界回声(图4-35、图4-36同一患者患有两种癌),显示血流的敏感性显著高于彩色多普勒血流显像。目前临床上用于超声引导胸腔病变的穿刺活检,有利于提高活检的准确率。

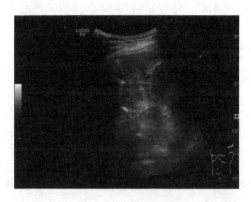

**图4-35　左下肺腺癌**

造影前肿块呈高回声(箭头所指),边界不清,周边为不张肺组织

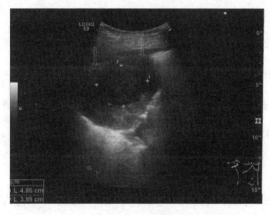

**图4-36　右上肺鳞癌**

内部可见低回声区

## 第七节　胸腔疾病的介入超声

自 1983 年在哥本哈根召开的世界介入性超声学术会议以来,介入性超声已作为超声医学的重要分支得到迅速发展。它具有灵活性大、实时、准确、操作简便、费用低廉、无 X 线损伤、可重复性等优点,已广泛用于全身许多器官疾病的诊断和治疗。

### 一、超声引导下穿刺抽液和注药

#### (一)体位

轻症患者反向坐在有靠背的椅上,双上肢交叉置于靠背上。重症患者半坐卧位于病床上,患侧上肢抬高。

#### (二)引导方法

**1. 十字交叉法**

沿肋间自上而下横行扫查,找出最深液暗区的肋间,于该肋间自内向外纵切扫查,找出既可避开肺组织,又可避开肝、脾的一个位点,测量该点与体表的距离,用甲紫标记该点。

**2. 皮筋法**

沿肋间自上而下横行扫查,找出最深液暗区的肋间。将橡皮筋箍在线阵探头上,沿该肋间扫查,见皮肤强回声带有一回声中断处即皮筋所致的声影,移动探头使该声影位于既无肺组织又无肝、脾回声的最深液暗区处,橡皮筋所在位置即体表进针点。

3. 穿刺探头或穿刺架指引

（1）穿刺探头指引：穿刺探头多为线阵式，中间留有三角形小槽，另附有三角形塑料架，尖朝下，扫查时该点为声影样低回声（回声缺失）。穿刺时将塑料架套在探头上，移动探头使该声影位于既无肺组织又无肝、脾回声的最深液暗区处，测量该暗区距体表的最小和最大距离，穿刺针自塑料架中央的针槽进入指定深度。

（2）穿刺架指引：多用扇形探头或凸阵探头，穿刺引导架固定于探头上，架上附有一发夹式持针器，打开超声仪的穿刺引导软件，可显示单条或双条虚线（或实线），每两点之间的深度为1cm，移动探头使虚线位于既无肺组织又无肝、脾回声的最深液暗区处，穿刺针自持针器内进入，可显示短棒状针尖强回声在暗区内移动（图4-37）。

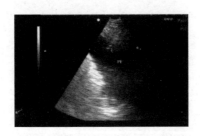

**图4-37　针尖（宽箭头所指）在胸腔积液暗区（PE）内**

（三）注意事项

（1）定位时，游离性积液一般取最低液平面处，包裹性积液一般取液平面最大处。均应取下一个肋骨的上缘为进针点。

（2）穿刺架引导穿刺抽水时，当针尖到达指定部位并顺利抽出胸腔积液后，宜移去引导架，以便穿刺针能随呼吸摆动。

（3）抽出一定量的胸腔积液后应再次扫查，确定剩余胸腔积液量的多少及针尖位置。

（4）若需注入青霉素等可致敏药物，须做皮试。

### 二、胸膜、肺部和纵隔病变的穿刺活检

#### (一)适应证

一般来说,所有胸腔病变需要明确病理诊断者均为适应证,但考虑到针道转移的可能性(尽管发生率极低),已经明确为恶性且可手术切除者一般不做活检。以下情况可考虑活体组织检查:

(1)无法切除的恶性肿瘤,需要确定病理分型,以选择治疗方法。

(2)患者因全身状况无法耐受手术,需要明确病变性质。

(3)各种检查无法判断病变的良、恶性。

(4)转移性肿瘤需明确诊断。

#### (二)禁忌证

1. 绝对禁忌证

(1)严重心肺疾病包括心力衰竭、中度以上高血压、严重肺功能不全、重症肺炎、浸润型肺结核等。

(2)食管急性化学性、腐蚀性损伤时禁忌做经食管超声引导活检。

(3)严重的精神病。

(4)疑纵隔嗜铬细胞瘤、动脉瘤。

2. 相对禁忌证

(1)急性上呼吸道感染。

(2)严重的食管静脉曲张一般不做经食管超声引导活检。

(3)食管、脊柱、胸廓的畸形。

(4)大量腹水。

(5)有出血倾向。

（6）难以抑制的咳嗽、呕吐、打嗝等。

（三）并发症

（1）气胸（发生率1.9%~4.8%）、血痰（发生率1%~14%）。

（2）消化道穿孔、大出血（经食管超声引导活检时）。

（3）心脏、大血管损伤。

（4）肿瘤种植转移（罕见）。

（四）引导方法

1. 经胸壁引导

（1）器具和术前准备。

①探头：胸膜和胸膜下肺周病变宜选用高频线阵探头,肺部病变可根据病变深度选用线阵、扇形或凸阵探头。

②针具：目前的穿刺器具种类繁多。细胞学检查可采用20~23 G,针芯长15~20 cm的细针,用18 G、长7 cm的引导针引导,该针只穿刺胸壁,不进入胸膜腔,以保证细针不偏离方向,并减少针道污染。组织学检查可采用有负压的配套抽吸式活检针如Sure-cut针或Sonopsy-CI针和无负压的切割针如Trn-cut针或与自动活检枪配套的内槽型切割针。由于病理组织学诊断是临床选择治疗方案和药物的关键,因此,目前穿刺多采用18G活检针,以提高成功率。

③术前准备：a.禁食8~12 h;b.术前常规查血小板计数,出、凝血时间;c.根据患者情况,必要时术前3日服用EACA、维生素K,或术前半小时注射立止血1KU;d.术前向患者说明穿刺步骤、注意事项,解除患者思想顾虑,必要时给予快速镇静剂。

（2）体位：胸膜、肺部病变根据病变部位采取仰卧、俯卧、健侧卧位。前纵隔肿块取半坐卧位或平卧位,后纵隔可采取俯卧位。

（3）操作步骤。

①确定病变部位和穿刺点。

②消毒、铺无菌巾，局部利多卡因麻醉。

③探头表面涂抹耦合剂，用无菌橡胶套或手套包裹探头，上穿刺引导架。

④再次确认目标，确定穿刺点，移动探头使引导线位于目标穿刺区内（图4-38），测量皮肤至壁层胸膜的距离和皮肤至目标点的距离，固定探头。

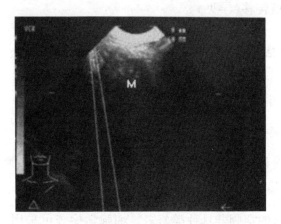

**图4-38　超声引导下穿刺活检前纵隔肿块（M）**

两条引导线上部中间见穿刺针回声（宽箭头所指）

⑤细胞学活检时，刺入引导针至壁层胸膜处，再将穿刺针从引导针内刺入，拔出针芯，接10 mL注射器，在保持负压状态下，将穿刺针在病灶内上下提插3~4次，解除负压后拔针，迅速将针内抽吸物推置于玻片上，立即用95%的乙醇固定，送病理科检查。

组织学检查时，先将切割针套入自动活检枪内（也可在活检针刺入病灶后再套活检枪），根据病灶大小调节活检枪弹射范围（一般为15~22 mm），然后将活检针刺入病灶内，一般在针尖抵达病灶前方边界处或稍下方时击发活检枪，将针槽内组织用10%的福尔马林固定，送病理科检查。

（4）注意事项。

①穿刺前行彩超排除大血管、心脏病变。

②引导穿刺时须用无菌耦合剂,探头端的导线用无菌巾包裹,以免污染手术区。

③穿刺时嘱患者屏住呼吸,避免咳嗽。

④尽量避开含支气管。

⑤同一病灶应在不同部位取样3~4次,尤其应避开坏死空洞区,注意在低回声区取样,必要时在彩超或声学造影引导下进行。

⑥当首针取材不满意时,可行声学造影,明确病变活性区域,在造影引导下行穿刺活检。

⑦最好安排在手术前2~7日内进行活检,以减少针道转移的概率。

2.经超声内镜引导

(1)适应证:中、后纵隔和肺门部病变。

(2)器具和术前准备。

①探头:可采用Pentax EG-3630U电子线阵探头或Olympus GF-UC30P电子凸阵探头的超声内镜。

②针具:Pentax穿刺针(图4-39)或Olympus NA-10J-1穿刺针。

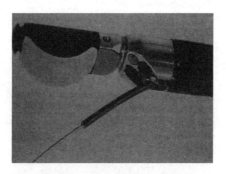

图4-39　经食管纵轴超声内镜及其穿刺活检针(Pentax EG3630U型)

③术前准备:a.同普通胃镜基本相似。穿刺前一日的晚餐进食易消化食物,晚8点后禁食,晚10点后禁水;b.咽部麻醉可用丁卡因或利多卡因含服或喷雾。对情绪紧张者可肌内注射地西泮10 mg镇静。对耐受力差或有特殊要

求者可请麻醉师行快速短时效静脉麻醉,可完全无痛,但患者不能配合检查,故要求操作者经验丰富。

（3）体位:左侧卧位。

（4）操作步骤。

①先行经超声内镜检查,显示病灶,注意避开心脏、充气肺组织及血管,确定穿刺点。

②将穿刺针缩回外鞘并锁定后一齐插入内镜的钳道,穿刺针受柄固定于内镜工作钳道外口。解除手柄上的锁,推进穿刺针约1cm,直至显示针尖抵达穿刺目标表面,将针芯后退几毫米,使针尖锐利,将穿刺针刺入目标,将针芯插回原来位置以排除针道内混入的不必要组织,然后将针芯完全拔出,连接负压注射器(抽负压10 mL),在超声监视下提插2~3次。缓慢释放负压,拔针。针尖置于玻片上方,将针芯缓慢插入针道推出组织,10%的福尔马林固定,送病理检查。

（5）注意事项:为便于术后观察,门诊患者的穿刺宜在上午进行。

# 第五章　正常超声心动图

作为一项无创伤心脏疾病诊断新技术,超声心动图自 20 世纪 50 年代问世以来,已取得了迅速的发展。如今不仅有了当初的 M 型超声心动图,还有了二维(或称 B 型)超声心动图、对比(或称心脏声学造影)超声心动图、频谱多普勒及彩色多普勒超声心动图、经食管超声心动图和最近发展起来的三维超声心动图,这一系列新技术、新方法的临床应用,推进了现代心脏病学的发展。为了正确地理解和掌握这些新技术的原理和方法,我们有必要对心脏的解剖作一简要复习。

## 第一节　解剖概要

心脏是中空的肌性器官。由于它的节律性的收缩而驱使血液流动。

### 一、心脏的外形及位置

心脏类似一个倒置的圆锥体,约相当于其本人的拳头大小。其尖端钝圆叫心尖,指向左前下方;其底宽阔叫心底,朝向右后上方,有大血管相连。其中肺动脉位于左前,主动脉位于右后;上腔静脉位于右上,而下腔静脉位于右下;心底部的后下方有左右两对肺静脉连于左心房。心脏的纵轴是斜向的,与身体的正中线约成 45°角。其前面略隆起,靠近前胸壁,称胸肋面;其后下面较平缓,与膈相邻,称膈面。两相交处形成两缘,右缘较锐朝向右下方向,左缘钝厚朝向左上方。

心脏表面有三条浅沟:在心底附近有环形的冠状沟,它将心脏分为前、后两个部分,前部较大称心室,后部较小为心房;心室的前、后面各有一纵向的沟,分别叫作前室间沟和后室间沟,它们是左、右心室的表面分界标志。左、右心房各有一个称为心耳的三角形突向前方。

心脏位于前纵隔的下部,膈肌中心腱的上方,其前方为胸骨体和第2—6肋软骨,后方与食管及主动脉邻接。整个心脏约2/3在正中线左侧,1/3在右侧。从前面观察心脏可看到右心房和右心室的大部分,而左心房和左心室只能见到小部分。心脏前方大部分被肺和胸膜遮盖,只有胸骨左缘3~5肋间突出,此处为超声心动图检查的"声窗"(图5-1)。

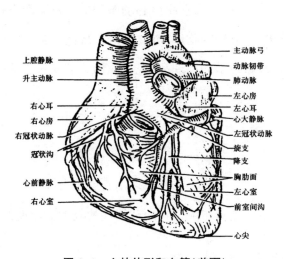

**图 5-1　心的外形和血管(前面)**

## 二、心内结构

心脏内有一纵行的中隔,将心腔分为互不相通的左、右两半。在与冠状沟相应的位置,每半各有一房室口,口之后称心房,口之前为心室。这样,心脏的内腔便被分为右心房、右心室、左心房和左心室四个部分。位于左、右心房之间的隔称房间隔;左、右心室之间的隔称室间隔,室间隔与前、后室间沟位置相对应。

（一）右心房

右心房内面后壁光滑，前壁及外侧壁近心耳处，有许多称为梳状肌的并行的肌肉隆起，而心耳内面的梳状肌交错成网。右心房上壁有上腔静脉口，下壁有下腔静脉口。下腔静脉口的左前方有右心房室口，它们之间有冠状窦口。房间隔有一称之为卵圆窝的卵圆形凹陷。整个右心房呈一不规则的卵圆形腔，其大部分在胸骨后方，超声较难探及。

（二）右心室

右心室位于胸骨和左侧第四、五肋软骨后方，呈三角形，底为房室口，尖指向左下前方。右心室壁的内面有许多称为肉柱的相互交叉的肌性小梁，其中有三个（组）叫作乳头肌的特别粗大的圆锥形突起。在右心房室口的前、后及内侧缘有三叶叫作三尖瓣的三角形瓣膜。连接瓣膜与乳头肌的细纤维束叫作腱索，它的功能是防止右心室收缩时三尖瓣翻入右心房。右心室的左上方借肺动脉口连接肺动脉。肺动脉口的前、左、右缘有三个半月形的瓣膜，即肺动脉瓣，它的作用是防止肺动脉内的血液返流入右心室。右心室内腔通向肺动脉的部位，向上逐渐变窄，呈倒置的漏斗形，叫漏斗部或称肺动脉圆锥。右心室内膜面有密集的肌小梁，其中最大者为调节束，位于右心室的右前方。

（三）左心房

左心房为一薄壁腔，位于左心室的后上方和升主动脉的后方。其后壁两侧各有两个肺静脉口，在房室之间有左心房室口。左心房内面的左心耳部有梳状肌，较粗糙。

（四）左心室

左心室位于右心室的左后方。左心内面密布肉柱，较粗壮。通常有两个乳头肌。在左心房室口的前、后缘各有一叶瓣膜,称为二尖瓣或左心房室瓣。

瓣膜借腱索与乳头肌相连,其功能与三尖瓣相同。左心室的右前上方有主动脉口与主动脉相通,口的左、右、后缘有三片称作主动脉瓣的半月形瓣膜,其结构和功能与肺动脉瓣相同(图5-2)。

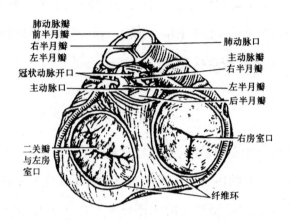

图5-2　心的瓣膜(心房除去,上面观)

### 三、心壁结构

心壁由心内膜、心肌和心外膜构成。

心内膜是心壁的内层,是一层光滑的薄膜。它与血管的内膜相延续。由于它在房室口及动脉口的折叠而形成了二尖瓣、三尖瓣、主动脉瓣和肺动脉瓣。

心肌是心壁的中层,为心壁的主要部分,由肌纤维构成。心肌各部厚薄不一,左心室壁最厚,右心室壁次之,心房壁最薄。心房与心室的肌层彼此不相连续,在房室口的周围有由结缔组织构成的纤维环隔开。因此,心房肌的兴奋不能直接传到心室肌,所以心房肌和心室肌可以不在同一时间内收缩。

心外膜是紧贴心肌和大血管根部外面的一层光滑的浆膜,即心包膜的脏层。分布到心脏的血管、神经都潜行于其深面。

### 四、与心脏相连的大血管

#### (一)主动脉

主动脉可分为升主动脉、主动脉弓及降主动脉段。降主动脉又分为胸主动脉和腹主动脉。

升主动脉长约5cm。起于主动脉口,向右前方上升,至右侧第二胸肋关节的后方移行为主动脉弓。在升主动脉的起始部,与瓣膜相应的动脉壁向外膨出,使瓣膜与动脉壁之间出现袋状内腔,称主动脉窦,又称瓦氏窦。左、右冠状动脉分别开口于左、右主动脉窦。

主动脉弓是升主动脉的直接延续,在胸骨柄后方呈弓形向左方弯曲,绕过左支气管的上方,到第四胸椎体的左侧移行为胸主动脉。在主动脉弓的凸侧由右向左依次发出无名动脉(头臂干)、左颈总动脉和左锁骨下动脉。在这三条动脉根部前方,紧贴弓的前上缘有左无名静脉横过。弓的下方为右肺动脉。

#### (二)肺动脉

肺动脉起于肺动脉口,为一短干。它在升主动脉之前,向左上后方斜行,至主动脉弓下方,分为左、右肺动脉。在肺动脉干分叉处,有动脉韧带与主动脉相连。它是胚胎时期的动脉导管闭锁而成。若出生后1~2年仍未闭锁,则为动脉导管未闭。

#### (三)肺静脉

肺静脉的属支起于肺内毛细血管,逐级汇成较大的静脉,出肺后左、右侧各汇集成两条肺静脉,于后方开口于左心房。

（四）腔静脉

上腔静脉为一短粗的静脉干,由左、右头臂静脉合成后,沿升主动脉右缘垂直下降,在平右侧第三胸肋关节下缘处注入右心房。

下腔静脉由左、右髂总静脉汇合形成后,沿腹主动脉右侧上行,经肝的腔静脉窝,并穿过横膈的腔静脉裂孔到达胸腔,于心脏右下方进入右心房。

### 五、心脏的血管

（一）冠状动脉

左冠状动脉起自左主动脉窦,经肺动脉起始部和左心耳之间,向前外行分成两支:一支沿前室间沟下降,多数绕过心切迹达后室间沟下部,称前降支或前室间支,分布于附近的左、右心室壁,并发出多数隔支至室间隔的前三分之二。另一支沿冠状沟向左,绕过心脏的左缘进入膈面。分布于左心室的前、后面,称为旋支。

右冠状动脉发自右主动脉窦,经肺动脉起始部和右心耳之间,沿冠状沟向右,绕过心脏的右缘进入膈面,继续沿后室间沟下降,行至心尖,与前室前间支吻合。它的经过后室间沟的一段叫作后室间支或后降支。右冠状动脉沿途发出许多分支分布到右心房、右心室的大部分、左心室后壁的一部分、房间隔及室间隔的后三分之一。

（二）静脉

心脏的静脉多数与动脉伴行,大部分汇入位于冠状沟后部长约 5 cm 的冠状静脉窦内。冠状静脉窦是心静脉的膨大部分,开口于右心房。少数静脉直接注入右心房(图 5-3)。

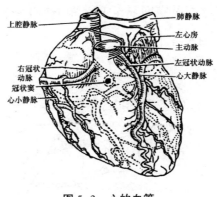

图 5-3　心的血管

# 第二节　M型超声心动图

## 一、基本波群

### (一)心室波群(2a 区)

探头置于胸骨左缘第三、四肋间,略向左下倾斜,声束顺序通过胸壁(CW)、右心室前壁(RVAW)、右心室(RV)、室间隔(IVS)、左心室(LV)、腱索(CT)和左心室后壁(LVPW),显示出心室波群。此波群用以测量左心室内径、左心室后壁和室间隔的厚度与搏动幅度,并观察其有无异常的搏动(图5-4、图5-5)。

### (二)二尖瓣前、后叶波群(2b 区)

探头置于胸骨左缘第三、四肋间,垂直于前胸壁并略微指向心尖,声束顺序通过胸壁、右心室前壁、右心室、室间隔、左心室、二尖瓣前叶(AML)、后叶(PML)和左心室后壁,显示二尖瓣前、后叶图形。在舒张期二尖瓣前叶曲线呈"M"形,而后叶曲线与其方向相反,幅度较小,略呈"W"形。此波群用以测量右心室内径、右心室前壁厚度及室间隔至 E 峰距离(EPSS),观察二尖瓣前、后叶及室间隔的异常改变(图 5-4、图 5-6)。

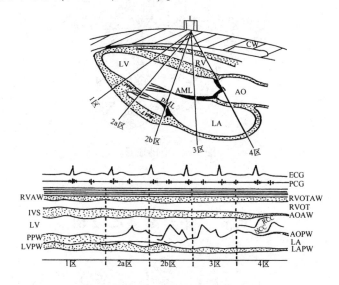

图 5-4　M 型超声各波群与心脏结构的关系

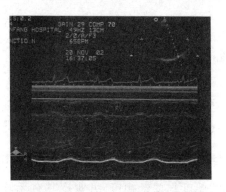

图 5-5　心室波群

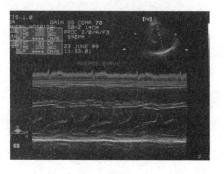

图 5-6　二尖瓣前、后叶波群

（三）二尖瓣前叶波群（3区）

探头置于胸骨左缘第三、四肋间，与皮肤垂直，声束顺序通过胸壁、右心室前壁、右心室、室间隔、左心室流出道（LVOT）、二尖瓣前叶、左心房（LA）和左心房后壁（LAPW）的房室环区，显示二尖瓣前叶曲线呈"M"（或双峰）形。此波群用以测量左心室流出道宽度、二尖瓣前叶曲线的速度和幅度；观察左心室流出道及左心房内有无血栓、肿瘤及二尖瓣前叶的情况（图5-4、图5-7）。

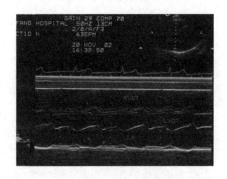

图5-7　二尖瓣前叶波群

（四）心底波群（4区）

探头置于胸骨左缘第二、三肋间，并朝向患者右肩，声束顺序通过胸壁、右心室流出道前壁（RVOTAW）、右心室流出道（RVOT）、主动脉（AO）及其瓣膜、左心房和左心房后壁，图形中心区显示两条较粗的、回声较强的、平行前移的曲线，它们分别代表主动脉根部前壁与后壁。此波群用以测量主动脉根部、右心室流出道及左心房的内径，主动脉瓣的开放幅度及主动脉的搏幅等；观察右心室流出道、左心房、主动脉及其瓣膜之间的关系及有无异常回声等（图5-4、图5-8）。

（五）三尖瓣波群（5 区）

探头置于胸骨左缘第三、四肋间,朝内下倾斜,声束顺序通过胸壁、右心室前壁、右心室、三尖瓣前叶（ATL）、右心房、房间隔（IAS）、左心房和左心房后壁,显不出一组形态像二尖瓣曲线的、活动幅度较大的双峰曲线,即三尖瓣前叶曲线,此波群即三尖瓣波群。以此可观察房间隔和三尖瓣的病变,如房间隔缺损和三尖瓣下移等（图 5-9）。

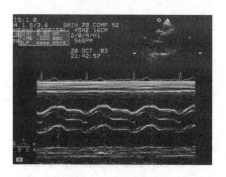

**图 5-8　心底波群**

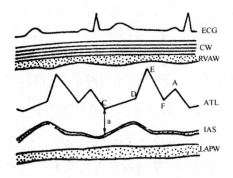

**图 5-9　三尖瓣波群的测量**

a:右心房内径

（六）肺动脉瓣波群（6 区）

探头置于胸骨左缘第二、三肋间,并略向左外偏斜,声束顺序通过胸壁、右心室流出道前壁、右心室流出道、肺动脉瓣后叶(LC)、肺动脉干、肺动脉后壁(PAPW)、左心房和左心房后壁,中心部显不一向下凹陷的肺动脉瓣后叶曲线,此波群用以测量 A 波深度、EF 斜率;观察 CD 段有无早期关闭,借以估测有无肺动脉高压及肺动脉瓣狭窄(图 5-10、图 5-11)。

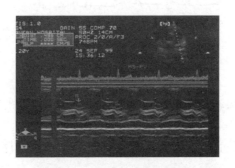

图 5-10　肺动脉瓣波群

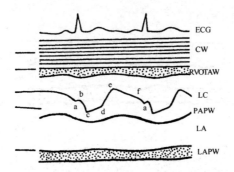

图 5-11　肺动脉瓣波群

(七)剑突下右心波群

探头置于剑突下正中线处,使其指向右后上方,声束顺序通过腹壁(ABW)、右心室前壁、右心室、三尖瓣环、右心房和右心房壁(RAW),于画面中心显示出一条圆钝的双波曲线,此即三尖瓣环部曲线,此区为剑突下右心波群。用以观察右心房和右心室内有无血栓及肿瘤等(图 5-12)。

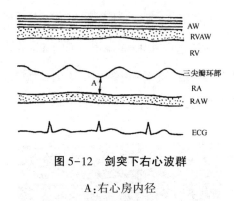

**图 5-12　剑突下右心波群**

A：右心房内径

（八）剑突下心室波群

探头置于剑突下正中线略偏左处，指向后上，声束顺序通过腹壁、右心室前壁、右心室、室间隔、左心室和左心室后壁，并可见左心室后壁之前有断续的二尖瓣腱索回声，此区称为剑突下心室波群。用以观察两心室的大小和心腔内情况及室间隔厚度等（图 5-13）。

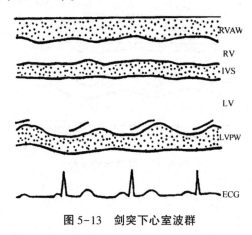

**图 5-13　剑突下心室波群**

## 二、测量方法及正常值

（一）心室波群

左心室舒张末内径：在心电图 QRS 波始点处，测量室间隔左心室面下缘至左心室后壁内膜面上缘的垂直距离。正常值:男 45~55mm,女 35~55mm。

左心室收缩末内径:在心电图 T 波末点处测量室间隔左心室下面下缘至左心室后壁内膜面上缘的距离。正常值:男 25~37mm,女 20~35mm。

室间隔舒张末厚度:在心电图 QRS 波始点处测量室间隔右心室面上缘至左心室面下缘的垂直距离。正常值:男 9.3~10.4mm,女 6.9~11.7mm(图 5-14、图 5-15)。

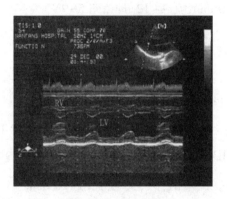

图 5-14　心室波群

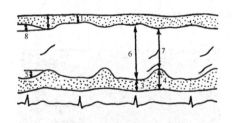

图 5-15　心室波群的测量

1:室间隔舒张期厚度;2:室间隔收缩末厚度;3:左心室后壁舒张末厚度;

4:左心室后壁收缩末厚度; 5:左心室后壁搏幅;6:.左心室舒张末内径;

7:左心室收缩末内径;8:室间隔搏幅

室间隔收缩末厚度:在心电图 T 波末点处,测量室间隔右心室面上缘至左心室面下缘的垂直距离。

室间隔搏幅:在心电图 QRS 波起始处,测量室间隔左心室面下缘至后移波幅底点下缘的垂直距离。正常值:男 8~10 mm,女 5~15 mm。

左心室后壁舒张末厚度:测量舒张末期左心室后壁心内膜上缘至外膜面下缘的垂直距离。正常值:男 8~12 mm,女 7~11 mm。

左心室后壁收缩末厚度:测量收缩期末左心室后壁心内膜上缘至心外膜下缘的垂直距离。正常值:男 11~19 mm,女 7~17 mm。

左心室后壁搏幅:测量左心室后壁心内膜面上缘舒张末至收缩末的垂直距离。正常值:男 10~20 mm,女 7~12 mm(图 5-9)。

(二)二尖瓣前、后叶波群

右心室前壁厚度:在心室舒张末期(QRS 波始点)测量脏层心包上缘至心内膜下缘的垂直距离。正常值:男 4.0~5.5 mm,女 3.0~5.5 mm。

右心室内径(RVIDd):在舒张末期测量右心室前壁内膜下缘至室间隔右心室面上缘的垂直距离。正常值:男、女均为 10~20 mm。

E 峰至室间隔距离(EPSS):二尖瓣 E 点至室间隔左心室面的垂直距离。正常值:男女均<7 mm(图 5-16、图 5-17)。

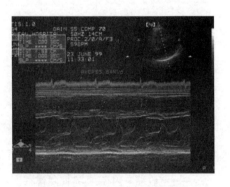

图 5-16　二尖瓣前、后叶波群

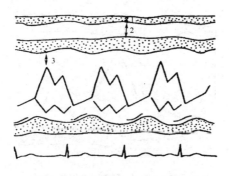

图 5-17　二尖瓣前后叶波群的测量

1:七心室前壁厚度;2:右心室腔内径;3:E 峰至室间隔距离(EPSS)

(三)二尖瓣前叶波群

左心室流出道宽度:二尖瓣前叶曲线 C 点上缘至室间隔左心室面下缘的距离。正常值:男 21~38 mm, 女 21~32 mm。二尖瓣前叶快速充盈期下降速度(EF 斜率):自二尖瓣前叶曲线 E 点至 F 点作一连线,用测量速度的方法测得 EF 斜率值。正常值:男 70~160 mm/s,女 70~80 mm/s(图 5-18、图 5-19)。

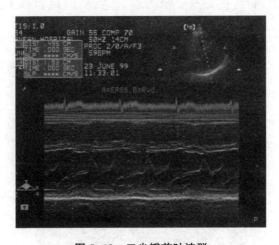

图 5-18　二尖瓣前叶波群

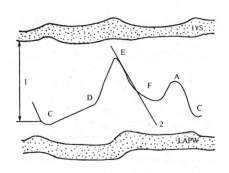

**图 5-19　二尖瓣前叶波群的测量**

1:左心室流出道宽度;2:EF 斜率

（四）心底波群

主动脉根部内径:在心电图 QRS 起始处,测量主动脉前壁下缘至主动脉后壁上缘的垂直距离。正常值:男 23~36 mm,女 21~29 mm。

主动脉瓣开放幅度:测量右冠状瓣下缘至无冠瓣上缘的垂直距离。正常值:男女均为 16~26 mm。

右心室流出道内径:在心室舒张期末($U$ 点),测量右心室流出道前壁内膜面下缘至主动脉前壁上缘的垂直距离。正常值:男 21~33 mm,女 23~32 mm。

左心房内径:在心室收缩期末($V$ 点),测量主动脉根部后壁曲线下缘至左心房后壁上缘的垂直距离。正常值:男 19~33 mm,女 21~30 mm(图 5-20、图 5-21)。

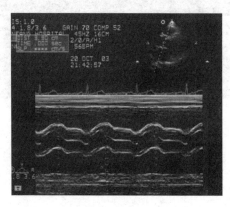

**图 5-20　心底波群**

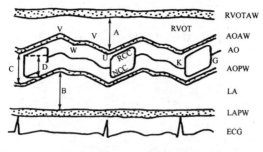

**图 5-21　心底波群的测量**

A:右心室流出道内径;B:左心房内径;C:主动脉根部内径;D:主动脉瓣开放幅度

（五）肺动脉瓣波群

a 波幅度:测量 a 波起始点的上缘至 a 波最低点上缘的垂直距离。正常值:男女均为(4.4±0.46)mm(图 5-22、图 5-23)。

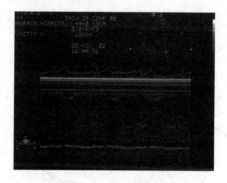

**图 5-22　肺动脉瓣波群**

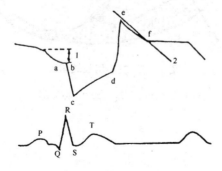

**图 5-23　肺动脉瓣后叶波群**

1:a 波深度;2:ef 斜率

## 第三节　B型超声心动图

### 一、常用切面

心脏及大血管切面图像多达数十个,为篇幅见,此处介绍最常用的 12 个。

#### (一)室长轴切面

探头置于胸骨左缘第三、四肋间,超声扫查平面与心脏长轴平行,可清晰显示右心室(RV)、室间隔(IVS)、主动脉(AO)、左心房(LA)、左心室(LV)、主动脉右冠瓣(RCC)、无冠瓣(NCC)、二尖瓣前叶(AML)和后叶(PML)等心脏结构,观察主动脉、心腔及室间隔和瓣膜的结构和活动情况(图 5-24、图 5-25)。

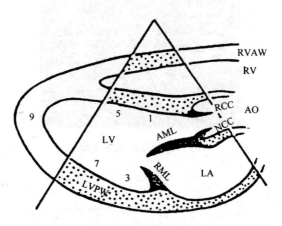

图 5-24　左心房长轴切面

1、5:前壁;3、7:后壁;9:心尖部

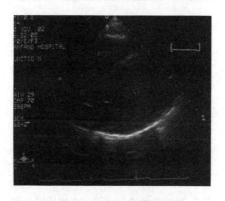

图 5-25　左心室长轴切面图

RVOT:右心室流出道;AO:主动脉;LV:左心室

（二）尖瓣口水平左心室短轴切面

探头置于胸骨左缘第三、四肋间,声束扫查平面大致与心脏长轴垂直,可显示右心室、室间隔和二尖瓣口(MO)观察二尖瓣口的左右径和前后径大小、室间隔与左心室后壁活动及二尖瓣口形态等(图5-26、图5-27)。

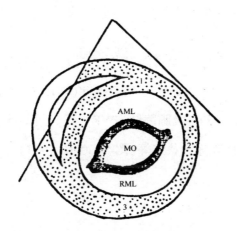

图 5-26　二尖瓣口水平左心室短轴切面

1:前壁;2:外侧壁;3:后壁;4:内侧壁

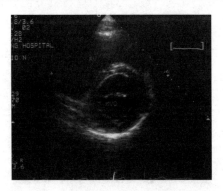

图 5-27　二尖瓣口水平左心室短轴切面

RV:右心室;MVO:二尖瓣口;LA:左心房

（三）头肌水平左心室短轴切面

探头置于胸骨左缘第四肋间,声束扫查平面垂直于心脏长轴,可显示左、右心室,室间隔及前外侧(APM)和后内侧(PPM)乳头肌,观察左、右心室大小、室壁运动和乳头肌状态(图 5-28、5-29)。

（四）尖四腔切面

探头置于心尖搏动处,声束指向患者右肩做左右扫查,可显示左心室、左心房、右心室、右心房(RA)、二尖瓣、三尖瓣隔叶(STL)和前叶(ATL)、室间隔、房间隔(IAS)、上腔静脉(SVC)及肺静脉(PVE)入口,可观测左右房室大小、房室瓣形态与活动,房室间隔连续状态等(图 5-30、图 5-31)。

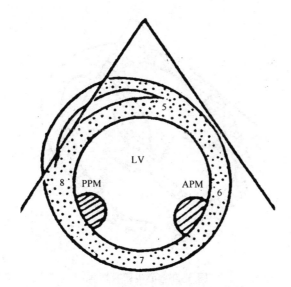

**图 5-28　乳头肌水平左心室短轴切面**

5:前壁;6:外侧壁;7:后壁;8:内侧壁

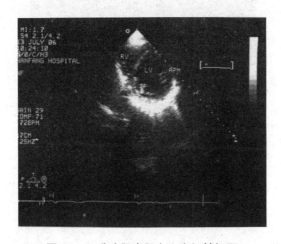

**图 5-29　乳头肌水平左心室短轴切面**

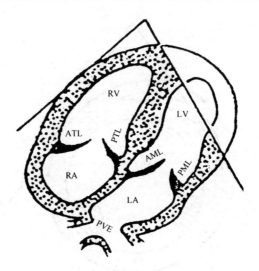

**图 5-30　心尖四腔切面**

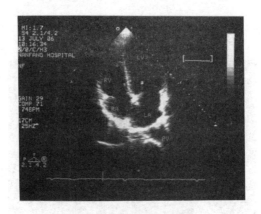

**图 5-31　心尖四腔切面**

（五）尖二腔切面

探头位置同四腔切面，逆向转动 90°，沿左心长轴取纵切面，重点显示左心室、左心房，可观察左心室后壁与心尖部活动情况，测量左心室长轴长度，计算左心室排血量（图 5-32、图 5-33）。

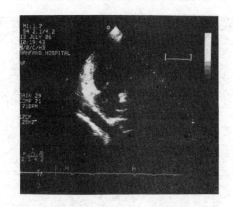

图 5-32 心尖二腔切面

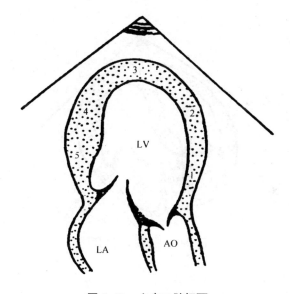

图 5-33 心尖二腔切面

1:左心室侧壁基底部;2:前侧壁;3:心尖;4:下壁(膈面);5:后壁基底部

## (六)尖五腔切面

探头在四腔切面位置稍上翘并略作侧动,便可获得带有主动脉根部的四腔切面(即五腔切面),可于左、右心房室瓣及心房与室间隔连接处观察主动脉根部和主动脉瓣(图 5-34、图 5-35)。

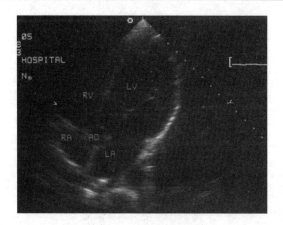

图 5-34　心尖五腔切面

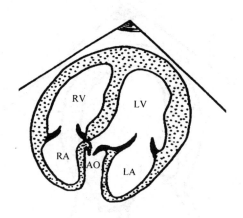

图 5-35　心尖五腔切面

## (七)主动脉根部短轴切面

探头置于胸骨左缘第二、三肋间,使声束切面大致与心脏长轴垂直,可显示主动脉根部横断面及其瓣叶、左心房、右心房、三尖瓣隔叶(STV)、主肺动脉(MPA)、肺动脉瓣(PV)、房肺沟(APD)、左冠状动脉主干(LCA),有时可见右冠状动脉(RCA)(图 5-36、图 5-37)。

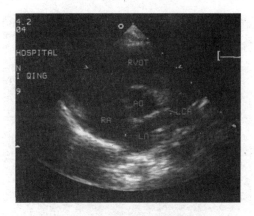

图5-36 主动脉根部短轴切面

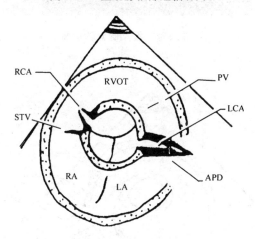

图5-37 主动脉根部短轴切面

(八)肺动脉长轴切面

探头置于胸骨左缘第二、三肋间,声束切面大致与心脏长轴垂直,探头略微上翘,可显示右心室流出道、右心房。三尖瓣隔叶、主肺动脉、肺动脉瓣、左(LPA)、右(RPA)肺动脉等结构。此切面对诊断动脉导管未闭、肺动脉口狭窄等有用(图5-38、图5-39)。

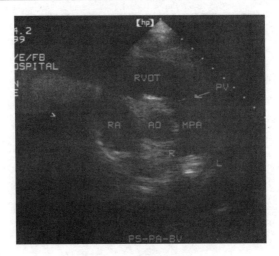

图 5-38　肺动脉长轴切面

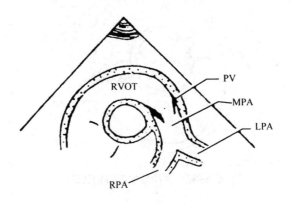

图 5-39　肺动脉长轴切面

(九)剑突下四腔切面

　　探头置于剑突下,声束指向左上后,对心脏作冠状切面,由于声束与房间隔垂直,可显示完整的房间回声并可见卵圆窝(FO),同时可显不右心房、室,左心房、室和室间隔等。此切面最重要的用途是观察有无房间隔缺损,并对其作定位和分型(图 5-40、图 5-41)。

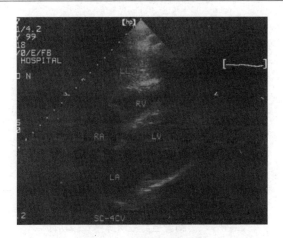

图 5-40　剑突下四腔切面

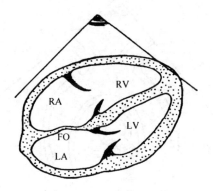

图 5-41　剑突下四腔切面

(十)胸骨上窝主动脉弓长轴切面

　　患者仰卧位,背部垫枕。探头置于胸骨上窝,并使声束切面与胸壁倾斜略
呈60°,与主动脉弓大致平行。可显示升主动脉(AAO)、主动脉弓(Arch)、降主
动脉(DAO)、无名动脉(BCA)、左颈总动脉(LCA)、左锁骨下动脉(LSCA)、右
肺动脉和左心房等。此切面对诊断主动脉弓动脉瘤及夹层动瘤有用(图5-42、
图5-43)。

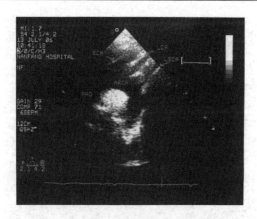

图 5-42 胸骨上窝主动脉弓长轴切面

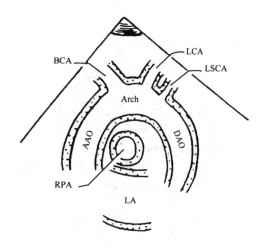

图 5-43 胸骨上窝主动脉弓长轴切面

(十一)胸骨上窝主动脉短轴切面

探头位置同上一切面并作顺钟向转动,使声束平面平行于受检者额面。可显示主动脉横断面、无名静脉(IV)、上腔静脉(SVC)、右肺动脉和左心房。此切面用以测量上腔静脉、右肺动脉及肺动脉干大小,观察其有无异常(图 5-44)。

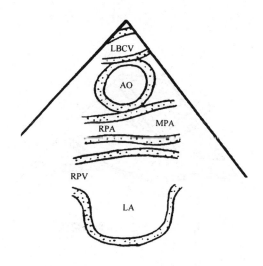

图 5-44　胸骨上窝主动脉短轴

（十二）下腔静脉长轴切面

探头置于剑突下正中线偏右并作矢状切面,超声束垂直通过下腔静脉(IVC),它的前方是肝脏,自身为粗大的管状无回声结构,可见肝静脉汇入。声束略向上指,可显示其与之相连的右心房。此切面用以观察有否下腔静脉阻塞或扩张及它与右心房相连的情况。据武汉协和医院报道,正常人呼气时下腔静脉径为(18.8±3.9) mm,吸气时为(11.3±4.9) mm,心脏收缩与舒张对下腔静脉内径影响不大(图 5-45、图 5-46)。

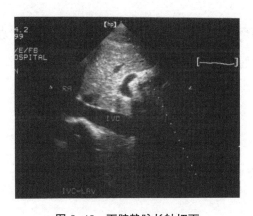

图 5-45　下腔静脉长轴切面

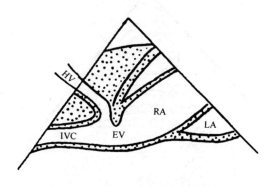

图 5-46　　下腔静脉长轴切面

## 二、切面图像的测量

心脏切面图像为数众多,测量很繁杂不能一一介绍。此处只介绍最为简便实用的心尖四腔切面的测量(图 5-47)。

### (一)右心室

长径:从心尖至三尖瓣与室间隔的连接处。横径:最大横径,从三尖瓣室间隔附着处至右心室游离壁,在最宽处测量,和长径测量线垂直。

### (二)右心房

长径:从三尖瓣与室间隔连接点至右(图 5-47)心房顶点。横径:从房间隔内缘至游离壁之间的最大距离。

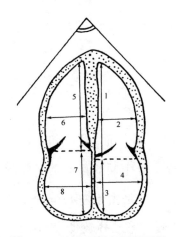

**图 5-47　心尖四腔切面的测量**

1:左心室长轴;2:左心室横轴;3:左心房长轴;4:左心房横轴;

5:右心室长轴;6:右心室横轴;7:右心房长轴;8:右心房横轴

在收缩末期可测得右心房最大长径及横径。在舒张末期可测得右心室最大长径及横径。

左心房、室的测量方法与右心房、室相同。

## 第四节　多普勒超声心动图

多普勒超声,就其发射方式可分为脉冲多普勒和连续多普勒,而就其显示方式则可分为频谱多普勒和彩色多普勒。脉冲多普勒和连续多普勒同属频谱多普勒。连续多普勒对心内血流的测量基本波形与脉冲多普勒大致相同;只是因其连续发射连续取样,频带宽且充填,由于其不受脉冲重复频率限制而能测得高速血流。因而,此处只介绍脉冲多普勒和彩色多普勒。

## 一、脉冲多普勒

### (一)左心房血流

取心尖四腔切面或心尖二腔切面,多普勒取样容积置于二尖瓣环上,声束与室间隔平行,可获得出现于舒张期的正向的窄频带双峰波。第一峰较高,出现于舒张早期,称为 E 波。E 波是由于左心室舒张使左心室压力低于左心房,左心一室充盈血流加速所致。第二峰较低,出现于心房收缩期,称为 A 波。A 波是由于左心房收缩使左心房压力高于左心室,左心室充盈血流再次加速所致。左心房血流异常见于各类左向右分流的心脏病、心房水平右向左分流、三房心、二尖瓣返流及肺静脉病变等。正常值:最大血流速度成人大于 0.5m/s;儿童为 0.4~0.8m/s(图 5-48、图 5-49)。

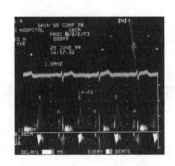

图 5-48　左心房血流频谱

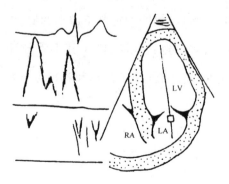

图 5-49　正常左心房血流多普勒频谱

（二）左心室流入道血流

取心尖四腔或二腔切面，取样容积置于二尖瓣尖下，声束与室间隔平行，可获得出现于舒张期的、正向的窄频带双峰波。第一峰较高，发生于舒张早期，称为 E 波。E 波是由于左心室的舒张使左心室压力低于左心房，心室快速充盈所致。第二峰较低，发生于左心房收缩期，称为 A 波。A 波是由于左心房收缩使左心房压力高于左心室，左心室充盈再度加速所致。左心室流入道血流异常见于室间隔缺损、动脉导管未闭、重度二尖瓣返流、二尖瓣狭窄等病症。正常值：最大流速成人为 0.60~1.30m/s；儿童为 0.80~1.30m/s（图 5-50、图 5-51）。

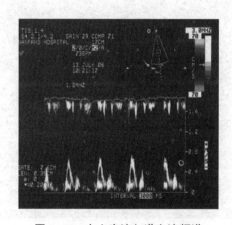

图 5-50　左心室流入道血流频谱

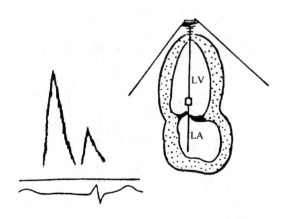

图 5-51　正常左心室流入道血流多普勒频谱

**(三)左心室流出道血流**

取心尖五腔或胸骨上窝升主动脉长轴切面,取样容积置于主动脉瓣下,声束平行于室间隔,可获得出现于收缩期的、在心尖五腔切面为负向而胸骨上窝升主动脉长轴切面为正向的窄频带单峰波。它是由于收缩期左心室射血使左心室流出道内血流加速所致。左心室流出道内血流异常多见于左心室流出道梗阻、主动脉返流等病症。正常值:最大流速度成人为 0.70~1.10m/s;儿童为 0.70~1.20m/s(图 5-52、图 5-53)。

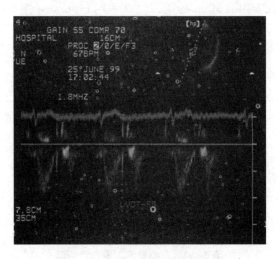

图 5-52　左心室流出道血流频谱

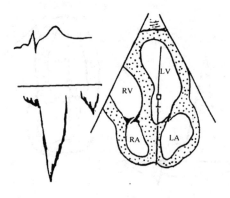

图 5-53　正常左心室流出道多普勒血流频谱

（四）升主动脉血流

取胸骨上窝升主动脉长轴切面、心尖五腔切面或心尖长轴切面,取样容积置于主动脉瓣上,声束与升主动脉平行,可获得出现于收缩期的、胸骨上窝探查为正向而心尖部为负向的窄频带单峰波。它是由于收缩期左心室压力高于升主动脉,使升主动脉血流加速所致。升主动脉血流异常见于左心室流出道梗阻、孤立性主动脉瓣下狭窄、主动脉瓣及瓣上狭窄、重度主动脉瓣返流、夹层动脉瘤等病症。正常值:最大血流速度成人为 1.00～1.70m/s;儿童为 1.20～1.80m/s(图 5-54、图 5-55)。

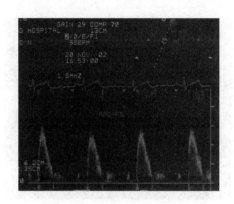

图 5-54　升主动脉血流频谱

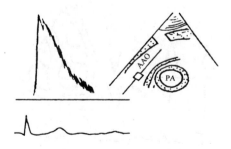

图 5-55　正常升主动脉血流频谱

（五）右房血流

取心尖四腔或剑突下四腔切面,取样容积置于三尖瓣环上,声束与室间隔平行,可获得出现于舒张期的、正向的窄频带双峰波。第一峰较高,出现于舒张早期,称为 E 波。它是由于右室舒张使右室压力低于右房,右室充盈血流加速所致。第二峰较低,发生于心房收缩期,称为 A 波。A 波是由于右房收缩使右房压力高于右室,右室充盈血流再次加速所致。右房内血流异常见于房间隔缺损、三尖瓣返流、上下腔静脉不全梗阻以及主动脉窦瘤破入右房等病症。正常值:最大血流速度儿童为 0.38~0.74m/s;成人尚无报道(图 5-56、图 5-57)。

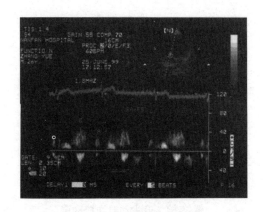

图 5-56　右心房血流频谱

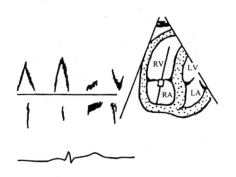

图 5-57　右心房血流频谱

（六）右心室流入道血流

取胸骨旁大动脉短轴切面和四腔切面,取样容积置于三尖瓣下,声束平行于室间隔,可获得出现于舒张期的、正向的窄频带双峰波。第一峰较高,出现于舒张早期,是由于右心室舒张使右心室压力低于右心房,致使右心室快速充盈所致,称为 E 波。第二峰较低,发生于心房收缩期,是由于右心房收缩使右心房压力高于右心室,右心室充盈血流再次加速所致,称为 A 波。右心室流入道血流异常见于隔瓣后室间隔缺损、重度三尖瓣返流、房间隔缺损、三尖瓣狭窄、主动脉窦瘤破入右心室流出道等病症。正常值:最大流速成人为 0.30~0.70m/s;儿童为 0.50~0.80m/s(图 5-58、图 5-59)。

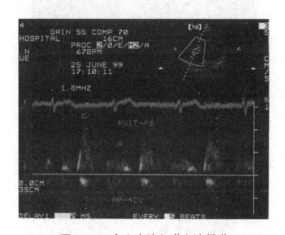

图 5-58　右心室流入道血流频谱

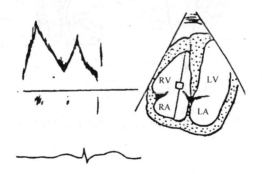

图 5-59　右心室流入道血流频谱

（七）右心室流出道血流

取胸骨旁大动脉短轴切面和剑突下右心室流出道长轴切面,取样容积置于肺动脉瓣下,声束与右心室流出道长轴平行,可获得出现于收缩期的、负向的窄频带单峰波。此波是由于收缩期右心室射血使右心室流出道内血流加速所致。右心室流出道血流异常见于嵴上型室间隔缺损、右心室漏斗部狭窄、肺动脉瓣返流、肺动脉高压等病症。正常值:最大血流速度成人为 0.60~0.90m/s;儿童为 0.50~0.80m/s(图 5-60、图 5-61)。

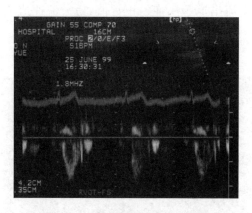

图 5-60　右心室流出道血流频谱

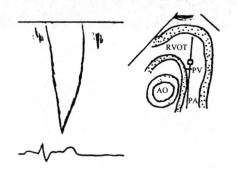

图 5-61　右心室流出道正常血流多普勒频谱

（八）主肺动脉血流

取胸骨旁肺动脉长轴切面和剑突下右心室流出道长轴切面，取样容积置于肺动脉瓣上，声束平行于主肺动脉，可获得出现于收缩期的、负向的窄频带单峰波。此波是由于收缩期右心室压力高于主肺动脉压力，右心室射血使主肺动脉血流加速所致。主肺动脉血流异常见于房间隔缺损、室间隔缺损、动脉导管未闭、主动脉肺动脉隔缺损、右心室漏斗部狭窄、肺动脉瓣狭窄、重度肺动脉瓣返流、肺动脉高压等病症。正常值：最大血流速度成人为 0.60~0.90m/s；儿童为 0.50~1.05m/s（图 5-62、图 5-63）。

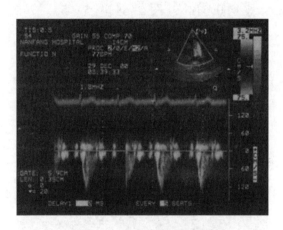

图 5-62　主肺动脉血流频谱

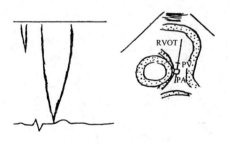

图 5-63　主肺动脉血流正常多普勒频谱

（九）上腔静脉血流

取胸骨上窝主动脉短轴切面,取样容积置于上腔静脉管中央,使声束与上腔静脉平行,可获得占据收缩期和舒张期的窄频带、负向、双峰波频谱。第一峰较高,发生于收缩期,称为 S 波,它是心室收缩时心房舒张和三尖瓣环下移;使上腔静脉回流加速所致。第二峰较低,发生于舒张早、中期,称为 D 波,它是右心室的快速充盈使上腔静脉回流再次加速所致。频谱的速度峰值随呼吸变化,吸气时加快,呼气时减低。上腔静脉血流异常见于引流入上腔静脉的肺静脉畸形引流、房间隔缺损、重度三尖瓣返流和上腔静脉不全梗阻。正常值:峰值流速为(0.28±0.80)m/s,平均 0.51m/s(图 5-64、图 5-65)。

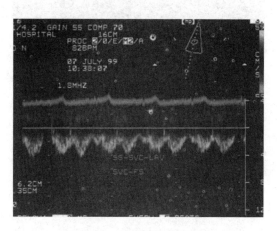

图 5-64　　上腔静脉血流频谱

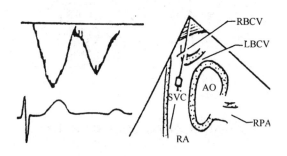

图 5-65 上腔静脉血流频谱

（十）下腔静脉血流

取剑突下四腔切面或下腔静脉长轴切面,取样容积置于下腔静脉中央近右心房入口处,尽量调小声束与下腔静脉之间的夹角,可获得类似上腔静脉的窄频带、正向或负向的双峰波频谱,其命名与发生机制同上腔静脉。于下腔静脉瓣永存、房间隔缺损、重度三尖瓣返流、下腔静脉不完全梗阻时,可见异常血流。由于无论在哪一切面,下腔静脉与声束夹角都较大,因而无正常值见诸报道(图5-66、图5-67)。

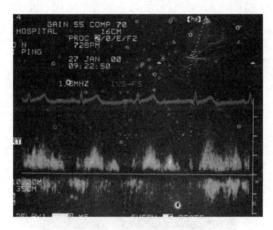

图 5-66　下腔静脉血流频

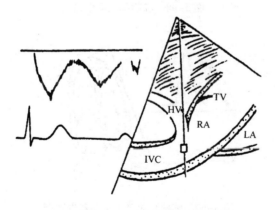

图 5-67　下腔静脉血流正常多普勒频谱

（十一）肺静脉血流

取心尖四腔切面,探头置于肺静脉进入左心房处,可录得占据收缩与舒张期的窄带正向双峰波频谱。第一峰较低,发生于收缩期,称为 S 波。它是由于心室收缩期左心房舒张使左心房压力下降,肺静脉血回流加速所致。第二峰较高,出现于舒张期,称为 D 波。它是由于心室舒张早、中期左心房压力进一步下降,肺静脉血回流速度再次增大引起。肺静脉血流受呼吸影响较小。肺静脉血流异常见于左向右分流的患者,分流较大时,肺静脉血流量增多,流速增高。重度二尖瓣返流时,收缩期左心室血液逆流入肺静脉,出现收缩期负向血流信号;而舒张期前向血流增大,D 波升高。正常值:最大流速均值为 0. 51 m/s,范围0. 40～0. 60 m/s(图 5-68、图 5-69)。

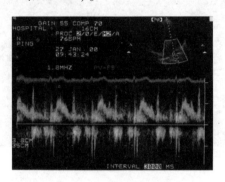

图 5-68　肺静脉血流频谱

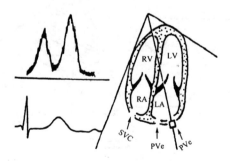

图 5-69　肺静脉血流正常多普勒频谱

## 二、彩色多普勒

绝大多数彩色多普勒显像仪都采用国际照明委员会规定的彩色图,即红、绿、蓝三种基本颜色,其他颜色均由这三种颜色混合而成。规定血流的方向用红和蓝表示,朝向探头运动的血流用红色,远离探头运动的血流用蓝色,而湍动血流用绿色。绿色的混合比率与血流的湍动程度成正比,因此正向湍流的颜色接近黄色(红和绿混合),而反向湍流的颜色接近深蓝色(蓝和绿混合)。血流的层流越多,所显示红色或蓝色越纯正。此外还规定血流的速度与红蓝两种颜色的亮度成正比,正向速度越高,红色亮度越高;反向速度越高蓝色亮度越高。这样,彩色多普勒就实时地为临床提供了血流的方向、速度及湍流程度三个方面的信息。

### (一)正常二尖瓣口血流

在心尖二腔或四腔切面,舒张期彩色多普勒显示为一宽阔明亮的红色血流束,自二尖瓣口进入左心室。血流束轴心近瓣尖处流速最快,故红色明亮,边缘部流速较慢,故红色暗淡。

### (二)正常主动脉瓣口与主动脉血流

收缩期在心尖五腔切面,血流背向探头,彩色多普勒显示为一条蓝色血流束,充满左心室流出道、主动脉口和升主动脉。在胸骨上窝主动弓长轴切面,升主动脉血流朝向探头,着红色降主动脉血流背离探头,着蓝色。主动脉弓中部因血流束与探头垂直,无血流信号。

### (三)正常三尖瓣口血流

在心尖四腔切面及胸骨左缘右心室流入道切面,舒张期彩色多普勒显示一条宽阔明亮的红色血流束,自右心房经三尖瓣口进入右心室并抵心尖。血流束中央红色明亮,边缘暗淡。

（四）正常肺动脉口与肺动脉干血流

在主动脉根部短轴切面及肺动脉长轴切面,收缩期彩色多普勒显示一条宽阔的蓝色血流束充满右心室流出道与肺动脉干,血流束中部蓝色明亮,边缘暗淡,于左、右肺动脉分叉处最暗。

## 第五节　心脏声学造影

心脏声学造影是通过周围静脉向心腔内注入一种具有声学效应的对比剂,使心腔内出现浓密的回声,以增强组织对比度,从而帮助诊断疾病的方法。它所依据的原理是,造影剂在血液内产生大量微气泡,由于其声阻抗较大,因而能在心腔内产生浓密的回声。当这些气泡到达肺部时,即从血液中逸出,通过肺排出体外,因而早期的造影剂只能显示于右心系统,而不能出现在左心系统。现时的造影剂不但能通过肺循环显示于左心室内,而且还可通过主动脉进入冠状动脉,出现在心肌内,对心肌进行对比造影。

### 一、造影剂的种类

主要有双氧水造影剂、二氧化碳造影剂和声化白蛋白造影剂,此外尚有靛氰蓝绿造影剂等。

（一）双氧水造影剂

经静脉注入后,受血液内双氧水酶的催化,双氧水立即分解,释出氧气。

氧气被释出后,部分与血蛋白结合,部分呈游离状态,在血液中形成微小氧气泡。

（二）二氧化碳造影剂

经静脉注入后,在血液内迅速产生大量二氧化碳气泡。二氧化碳在血液中的溶解度为氧气的 2.3 倍,因而不易形成气栓。此种造影剂有碳酸氢钠与醋酸混合液、碳酸氢钠与稀盐酸混合液及碳酸氢钠与维生素 C 混合液等多种配方。

此外,目前所用的新型声学造影剂有胶质溶液,SHU-508 及声化白蛋白等。其中首推后者。据 Keller 报告,用 5% 声化人类白蛋白作造影剂,其微泡平均直径有 2.9 μm 和 5.8 μm 两种。它对实验动物的左心房、左心室收缩压、舒张压和平均压都无显著影响,亦不造成冠状动脉充血性反应。即使注射 10 mL声化白蛋白亦无心肌、脑、肾梗阻、栓塞或出血。它没有螯合剂作用,是一种显示区域性心肌灌注的优良造影剂。

**二、造影方法**

（一）双氧水

一般取肘静脉注入。3% 双氧水每千克体重 0.01 mL,一次最大注入量不超过 1 mL,发绀患者不超过 0.5 mL,在 1~2 s 内注完。两次间隔时间在 5 min 以上,一般可重复 2~5 次。注射过程中如出现头昏、胸闷等不适,应立即停止注入。

（二）碳酸氢钠与醋酸混合液

将医用 5% 碳酸氢钠及稀释为 5% 醋酸在无菌操作下分装于 5 mL 及 2 mL安瓶瓶内备用。注射时先吸取 5% 碳酸氯钠 5 mL,随即加入 5% 醋酸 2 mL,立即推注,在 5~10 s 内注完。

注意在作上述两种造影剂造影之前,均须先用 50 mL 注射器吸取生理盐水,连接头皮针,穿刺肘静脉,并固定好针头,将准备好的造影剂经头皮针注完,再接上生理盐水。如需要,间隔 5 min 以上再重复上述步骤,可重复 2~3 次。

### 三、观察与分析

造影剂从肘静脉注入后,应注意其最先显示的部位、顺序、心腔内出现和持续的时间及其分布。正常情况下,造影剂由上腔静脉首先进入右心房,在心腔液暗区内出现密集的云雾状细小光点。其显示顺序是右心房→右心室→肺动脉。微气泡通过肺循环排出体外,不出现在左心腔内。

由肘静脉注入造影剂至心腔内最先出现其反射的时间为臂—心循环时间,正常为 9.7 s。心腔内出现造影剂至其消失的时间为心腔滞留时间,正常为77.4 s。

如有心内分流,应注意观察分流平面及分流方向。若右心房右心室出现造影剂,与此同时左心房左心室及主动脉内亦出现造影剂,则分流平面在心房。若右心室出现造影剂后,左心室和主动脉内相继出现,而左心房内无造影剂,则为室平面分流。在左向右分流时,于充满造影剂回声的右心房或右心室或肺动脉内可见不含造影剂回声的暗区,即负性造影区。

### 四、适应证

(1)分流性疾病:房及室间隔缺损及主—肺动脉隔缺损,以及并有这些缺损的复杂畸形。

(2)返流性疾病:三尖瓣及肺动脉瓣返流。

(3)观察静脉异位引流:如左位上腔静脉时,在扩张的冠状静脉窦内首先见造影剂回声,尔后出现于右心房。

(4)可确定心内结构的界面,因而可用于测定右心室壁及室间隔的厚度。

(5)测定循环时间,用以估计血流速度及右心功能。

(6)做心肌造影时,可确定病灶区域和部位。

## 五、禁忌证

(1)肺功能不全缺氧明显者(对 $CO_2$ 造影剂而言)。

(2)冠心病有心绞痛及心肌梗死者。

(3)重症心力衰竭患者。

(4)严重酸中毒患者。

(5)有出血倾向或栓塞病史。

(6)重症贫血患者

(7)重症感染性心内膜炎患者。

## 第六节　经食管超声心动图

经胸超声心动图(transthoracic echocardiography,TTE)由于在其受到肋骨、胸骨、肺气、肥胖及胸廓畸形等遮挡和影响时,不能获得清晰的图像,使它的临床应用范围受到限制。经食管超声心动图(transesophageal echocardiography,TEE),将超声探头置于食管之内,使探头与心脏更贴近,克服了上述不利因素,能获得比 TTE 更清晰的图像,弥补了它的不足,不仅拓宽了超声心动图的应用范围,也使临床诊断质量得以不断提高。

TEE 始于 1971 年,当时由英国的 Side 与 Gosling 用直径 5mm 的压电晶片镶嵌于食管探头的顶端,发射 5 MHz 的连续超声,探测胸主动脉内的血流速度,借以估测心功能。因处于实验阶段,未得到临床重视。

至 1976 年,美国的 Frazin 用直径 9 mm 的压电晶片发射 3.5 MHz 的连续超声作成食管探头,获取心脏的 M 型图像,在左心房内径及 EF 斜率的测值等方面获得了与 TTE 的良好相关;但由于它获得的是心脏的一维信息,而对心脏的解剖结构和方位识别困难,因而其临床应用受限。1980 年日本的 Hisanaga 做出第一代经食管切面超声心动图。压电晶片直径 10 mm,发射频率在

2.25~3.5 MHz,能获得较清晰的心脏切面图像。但因探头顶端粗、硬管部分较长、实用性较差、不易掌握方向及患者有不适感等,而未能在临床上推广。

1982年德国的Schluter等推出相控阵食管探头。换能器由32晶片组成,频率3.5 MHz,长35 mm,宽15 mm,厚16 mm,嵌附于管体的前端。管体较细、柔软、其后端连接控制钮,术者转动此钮,即可灵活地使换能器前后倾屈和左右移位,观察心脏各部分的形态结构和运动状态。这一发展,使得TEE进入了临床实用阶段。

几经发展,现在TEE的探头直径已小于7 mm,并从单平面进至双平面和多平面,不仅能从横断面,也能从纵轴面显示心脏和大血管的结构。不仅能通过二维图像了解心脏大血管的结构和形态,还能通过频谱多普勒测定血流速度、血流状态,进而了解心脏的功能。现时有了三维TEE,能够将清晰的二维TEE图像重建成三维图像,获得有关心脏空间结构的信息,为临床心血管研究提供了新手段,新途径和新技术。我国上海中山医院于1989年率先报告了TEE的临床应用结果,认为对诊断二尖瓣疾病、房间隔缺损等有很高的准确性。武汉协和医院对TEE的麻醉方法、插管技术及图像方位进行了改进,取得了很好的效果。之后北京、石家庄、广州等地相继开展,并扩展至全国。

## 一、检查前准备

(1)术前常规询问受检者有无吞咽困难、肝硬化及上消化道出血等病史。

(2)受检者在接受TEE检查前应做食管吞钡检查,以排除食管静脉曲张、食管肿瘤及先天性食管狭窄等。

(3)检查前受检者禁食4~6 h。

## 二、检查方法

(1)对清醒的患者,以2%地卡因喷于受检者咽喉部以作局部麻醉,5 min后可开始插管。

（2）受检者取左侧位或坐位。

（3）术者一手持食管超声末端的调节器，另一手握住离探头顶端约30 cm处，调节至前屈约30°后，于探头顶部涂以耦合剂。此时嘱受检者张口并做吞咽动作，顺势将探头经由口腔送入食管之内，并将开口器（或牙托）固定于上下门齿之间防止咬坏探头。

（4）插入过程应轻巧、徐缓，避免因刺激而致的恶心、呕吐，出现心率增快应缓进，出现心律失常应停进，并作相应处理。

（5）于受检者颈侧置一弯盘以接取口腔分泌物。

（6）食管探头进入离门齿30～50 cm处，通过进退、左右转动、前后屈伸以显示心脏各切面图像。由另一人操作仪器面板上的增益、辉度、深度及多普勒取样容积、多普勒彩色血流图像控制键等，以清晰显示所需图像。全过程录像记录，必要时即时摄片留取资料。

（7）检查完毕，退出探头，先用清水冲洗，然后用消毒液浸泡5～10 min，擦干后挂于特制的探头架上，以备下次再用。

（8）嘱受检者休息，并在2 h内禁食。

## 三、适应证

（1）疑有或须排除左心耳血栓者。据报道，TEE对左心耳血栓检出的敏感度和特异度均达100%。

（2）房间隔缺损。TEE从心脏后方探测显示的左、右心房和房间隔更清晰，较TTE敏感度和特异度均有提高。

（3）主动脉夹层动脉瘤。其敏感度达97%，特异度为100%。

（4）感染性心内膜炎。敏感度为100%，特异度为98%。

（5）由于TEE显示的心脏图像清晰，心腔边界清晰，适应作诸如舒张末容积、收缩末容积、心排血量、每搏量、射血分数、心脏指数和每搏指数等多项心功能指标的测定。

（6）术中监测。由于 TEE 不占手术野，可很方便地监测心脏手术全过程，在术前可指导决定手术方案；在术中可发现新问题及时处理；在术末关胸之前即时评价手术效果。

（7）对人工心脏瓣膜、心腔内占位病变、右心室流出道及肺动脉瓣狭窄均有较好的显像和诊断效果。

### 四、注意事项

（1）食管疾病。诸如先天性食管狭窄、食管异物、食管肿瘤及因肝硬化所致食管静脉曲张者，应列为禁忌。

（2）据报道，TEE 有个别引发严重心律失常，因而应予重视。在作 TEE 时，应备好一切抢救物品和药品。

（3）在 TEE 的插入过程中，患者可能有呛咳甚至恶心、呕吐等情况，此时施术者除动作轻柔，还应耐心热情地向患者解释，以解除其紧张情绪。

### 五、常用切面及其临床应用

由于 TEE 是将探头置于食管内，从后方探测心脏，探测的方向与 TTE 相反，因而它得到的基本上是 TEE 的倒置图像。故有人将 TEE 图像倒过来看，即扇尖朝下扇底向上，以期与 TTE 取得一致（图 5-70）。

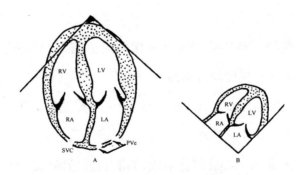

**图 5-70　TTE 和 TEE 的四腔切面**

A：TTE 心尖四腔切面；B：TEE 四腔切面的倒立图像，两图所显示的心脏结构和方位取得了一致

像 TTE 一样,TEE 的切面图像为数众多,限于篇幅,这里只介绍最常用的12 个切面。

(一)左心耳切面

探头进至离门齿约 30 cm 深度,前屈 30°,并逆钟向转 45°,显示左心耳(LAA)、左心房(LA)、主动脉(AO)、肺动脉(PA)和右心房(RA)。用以观察左心耳内血栓和二尖瓣瓣上环(图 5-71)。

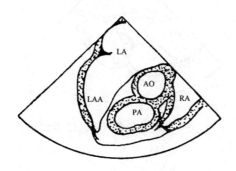

图 5-71　左心耳切面

(二)左肺静脉汇入口切面

在左心耳切面基础上,探头逆钟向转 150°,显示上、下左肺静脉(LPV)、左心房(LA)、左心室(LV)。用以观察左肺静脉入口处附壁血栓、左肺静脉异位引流(图 5-72)。

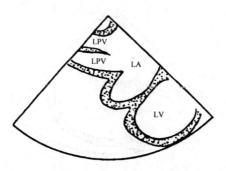

图 5-72　左肺静脉汇入口切面

（三）右肺静脉入口切面

在左心耳切面基础上，探头顺钟向转 120°，显示上、下右肺静脉（RPV）、左心房（LA）、右心房（RA）、右心室（RV）、左心室（LV）和主动脉（AO）。用以观察右肺静脉入口处附壁血栓和右肺静脉异位引流（图 5-73）。

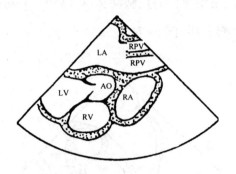

图 5-73　右肺静脉汇入口切面

（四）房间隔切面

探头进至 32~35 cm 处，前屈 30°并顺钟向转 90°，显示左心房（LA）、右心房（RV）和位于两房之间呈水平方向的房间隔（IAS），以及左心室（LV）、右心室（RV）和室间隔（IVS）。用以观察有无房间隔缺损及卵圆孔未闭、心房肿瘤及血栓等（图 5-74）。

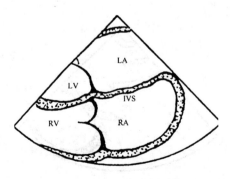

图 5-74　房间隔切面

（五）主动脉瓣水平短轴切面

探头进至 30 cm 并前屈 20°，显示主动脉（AO）及其瓣膜、左心房（LA）、右心房（RA）、和右心室流出道（RVOT）。用以观察左、右心房内血栓及肿瘤，了解主动脉瓣膜是否增厚、钙化及有无穿孔或二瓣化畸形，有无高位房间隔缺损等（图 5-75）。

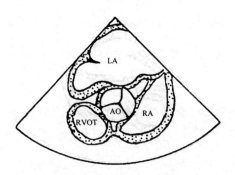

**图 5-75　主动脉瓣水平短轴切面**

（六）主动脉窦部短轴切面

在主动脉瓣水平短轴切面，探头退出 0.5~1.0 cm，显示左心房（LA）、右心房（RA）、肺动脉（PA）和位于图像中央的主动脉窦部横切面，以及左冠状动脉（LCA）和右冠状动脉（RCA）始段。用以观察主动脉的大小、窦瘤及其破口的位置，以及左、右冠状动脉始段的病变（图 5-76）。

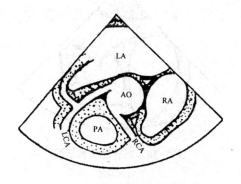

**图 5-76　主动脉窦部短轴切面**

（七）升主动脉短轴切面

在主动脉窦部短轴切面,探头再退出数毫米,显示位于图像中央的升主动脉(AO)横切面、后方的左心房(LA)、右侧的右心房(RA)及左前方的肺动脉干(PA)横断面。用以观察有无主动脉夹层动脉瘤、假性动脉瘤、肺动脉干狭窄或扩张等(图 5-77)。

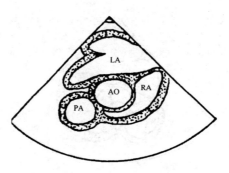

图 5-77　升主动脉短轴切面

（八）冠状静脉窦切面

探头送进 40~45 cm,后伸约 60°并顺钟向转 30°,显示冠状静脉窦(CS)、右心房(RA)、右心室(RV)、左心室(LV)。用以观察冠状静脉窦的大小及其血流方向,判断有无左位上腔静脉永存等(图 5-78)。

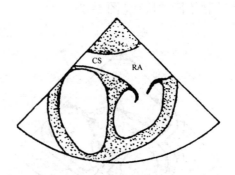

图 5-78　冠状静脉窦切面

（九）二尖瓣水平短轴切面

探头进至 45~50 cm，前屈 45°并逆钟向转 45°，显示左心室底部的短轴切面，二尖瓣前叶（AMV）、后叶（PMV）和右心室（RV）。用以观察二尖瓣及其交界处的形态和功能，测量瓣口面积，评价扩瓣术的疗效及人工瓣的功能等（图5-79）。

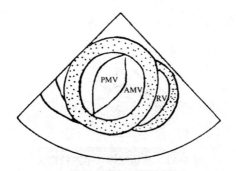

图 5-79　二尖瓣水平短轴切面

（十）四腔心切面

探头进至 40~45 cm，后伸 15°并顺钟向转 30°，显示心脏的四腔切面，其方位恰与 TTE 相反，即右心房（RA）位于图像右上，左心房（LA）位于左上，而左心室（LV）位于左下，右心室（RV）位于右下。用以观察各腔室大小和功能，显示房和室间隔缺损、房室瓣形态和功能、心腔内占位病变、室壁瘤及室壁运动等（图 5-80）。

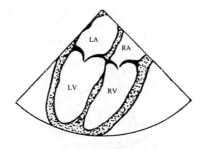

图 5-80　四腔心切面

（十一）肺动脉瓣水平短轴切面

探头方位介于主动脉窦部短轴切面和升主动脉短轴切面之间,显示主动脉（AO）位于图像中央,肺动脉（PA）位于主动脉左下方,左心房（LA）在上部,右心房（RA）在右侧。用以测量肺动脉瓣环内径和面积,观察肺动脉瓣的形态及功能,有无肺动脉瓣狭窄、二叶化或畸形,根据主动脉和肺动脉的位置关系判断有无大血管转位（图5-81）。

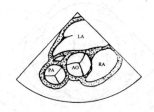

图 5-81　肺动脉瓣水平短轴切面

（十二）左心室长轴切面

探头进至40~45 cm后伸15°并逆钟向转30°,显示左心室（LV）、左心房（LA）、右心室（RV）、主动脉（AO）、右心房（RA）、二尖瓣及主动脉瓣。用以观察有无左心房血栓或黏液瘤、二尖瓣瓣上环、三房心隔膜、二尖瓣形态及功能;观察有无左心室流出道和主动脉口狭窄,主动脉瓣的形态及功能,有无主动脉根部扩张及骑跨;有无室间隔缺损及监测室缺修补术疗效;有无节段性室壁运动障碍及整体室壁运动功能;有无左心室内肿瘤、血栓;于术中监测左心室腔内的残余空气泡等（图5-82）。

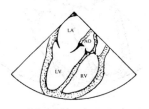

图 5-82　左心室长轴切面

# 第六章　心瓣膜病

由于超声具有切面显像、频谱多普勒及彩色多普勒血流显像等多种手段和方法，现时对心瓣膜疾诊断的可靠性有了很大的提高。对大多数心瓣膜病可免用心导管及心血管造影等有创检查，而由以超声为主的无创性检查，便能确定其性质、病变程度、手术适应证及手术方式。

心瓣膜病可分为先天性和后天性两大类型。先天性者将归入先天性心脏病中介绍。本章仅介绍后天性心瓣膜病。在后天性心瓣膜病中最多见的是慢性风湿性心瓣膜病，其次是非风湿性心瓣膜病、感染性心内膜炎及人工瓣膜病。我们将按这个次序逐一介绍。

## 第一节　慢性风湿性心瓣膜病

所谓慢性风湿性心瓣膜病是指风湿性心脏炎停止后，由炎症损害及愈合过程遗留下来的心瓣膜病变。慢性风湿性心瓣膜病是常见病，在我国占成人心血管病的40%~50%。其中又以二尖瓣病最多见，尸检资料为100%，而主动脉瓣为48.5%，三尖瓣为12.2%，肺动脉瓣为6.5%。

### 一、二尖瓣狭窄

二尖瓣狭窄是慢性风湿性心瓣膜病中最常见者，女多于男，约为3∶1~4∶1。单纯二尖瓣狭窄较二尖瓣狭窄合并关闭不全多一倍。二尖瓣狭窄最重要、最特征性的临床表现是心尖部有隆隆样或雷鸣样舒张期杂音。

（一）病理概要

从初次链球菌感染至形成二尖瓣狭窄，需两年左右。病变之初为瓣膜交界处及其基底部水肿、炎性浸润及赘生物形成，以后瓣膜粘连、纤维化致瓣口狭窄。狭窄严重时瓣口为一裂隙样小孔。本病按病变轻重和形态，可分为两大类型。

1. 隔膜型

瓣膜主体没有病变或仅有轻度病变，活动尚好。又可分为三型：①瓣叶交界处相互粘连，瓣口狭窄，其边缘纤维样增厚或有钙质沉着。②除上述病变外，瓣膜本身有增厚，其活动受限并可伴轻度关闭不全。这是最常见的一型。③由于腱索及乳头肌粘连、缩短，将瓣叶向下牵拉，使之呈漏斗状。瓣叶本身亦有不同程度的病变，但瓣叶主体仍有相当的活动度，有的还伴较明显的关闭不全，此型称之为隔膜漏斗型。

2. 漏斗型

瓣膜、腱索及乳头肌病变程度比较严重，由于纤维化缩短，瓣膜变硬呈漏斗状，常伴较严重的关闭不全。

二尖瓣狭窄按瓣口大小，又可定量分为轻、中、重三种。轻度狭窄，瓣口直径在 1.2 cm 以上；中度狭窄，瓣口直径在 0.8~1.0 cm；重度狭窄，瓣口直径在 0.8 cm 以下。正常二尖瓣口直径为 3.0~3.5 cm，面积 4.0~6.0 cm$^2$，瓣叶质地柔软。

由于二尖瓣口狭窄，左心房压升高，左心房扩张，肺静脉压和毛细血管压升高，肺静脉和肺毛细血管扩张、瘀血。当肺循环血容量长期超过其代偿量时，肺动脉压逐渐升高，导致右心室肥厚及扩张，最终造成右心衰竭。

（二）M 型超声表现

（1）尖瓣前叶 EF 斜率减慢，呈"平台"样或"墙垛"样改变。此乃由于瓣口狭窄，舒张期左心室充盈受阻，房、室间压力差始终较高，使二尖瓣持续地处于开放状态所致。EF 斜率常小于 30 mm/s。其减慢程度与狭窄程度有一定相关（图 6-1—图 6-3）。

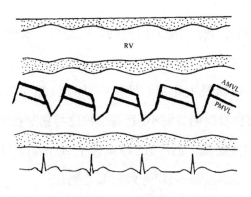

图 6-1 二尖瓣狭窄

二尖瓣前后叶波群示二尖瓣前、后叶均增厚、前叶曲线呈"墙垛"样，前、后粘连、后叶与前叶呈同向运动

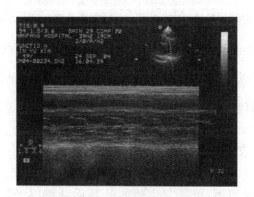

图 6-2 二尖瓣狭窄（隔膜型）

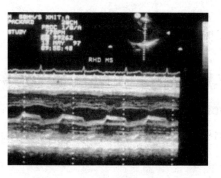

图 6-3　二尖瓣狭窄(漏斗型)

(2)二尖瓣前、后叶舒张期呈同向运动。这是由于瓣叶交界粘连、融合、钙化及纤维化,后叶受前叶牵拉,被动向前移动所致。

(3)前、后叶舒张期最大距离(即 E-E′间距)缩小。正常 E-E′间距为 21~39 mm。二尖瓣狭窄时明显缩小,其缩小程度与狭窄程度有良好的相关性。

(4)前叶活动幅度减低。正常 DE 幅度大于 20 mm,若小于 15 mm,且有瓣叶增厚、回声增强或呈多层回声,应考虑有瓣叶钙化。

(5)二尖瓣前叶回声增强。此乃瓣叶增厚、钙化和纤维化所致,有钙化者常有多层回声。

(6)左心房明显增大。左心房与主动脉内径比值增大。其大小可作为衡量狭窄程度及心功能状态的参考指标。正常 LA/AO 为 0.9±0.13。由于左心房增大,可使心脏位置改变,而致右心室流出道变窄或左心室大小正常,而事实是右心室流出道可以增宽,左心室可以变小,肺动脉后瓣活动曲线上的 a 波变浅或消失,瓣叶提前开关。

(三)B 型超声表现

(1)左心室长轴切面,可见二尖瓣前叶及后叶增厚,回声增强尤其瓣尖多呈结节状,舒张期前叶呈弓状,形成圆隆状膨向左心室流出道内。瓣叶僵硬,活动度小,后叶被牵拉前移,并被拉长呈"直立"状。收缩期前后叶接合处回声增强、增粗,并可见增粗的腱索与瓣叶相连、融合,还可见增厚的乳头肌(图6-4、图6-5)。

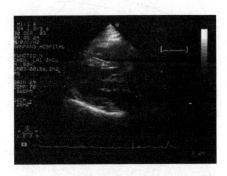

图6-4 左心室长轴切面二尖瓣狭窄

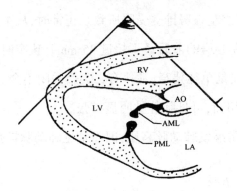

图6-5 左心室长轴切面二尖瓣狭窄

(2)二尖瓣口水平短轴切面,见瓣膜增厚瓣口呈鱼嘴状,回声增强,有时并见钙化。由此处测得二尖瓣口面积。轻度狭窄为 $2.0 \sim 2.5 \ cm^2$,中度狭窄为 $1.0 \sim 1.9 \ cm^2$,重度狭窄小于 $1.0 \ cm^2$(图6-6、图6-7)。

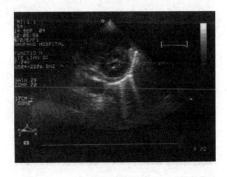

图6-6 左心室短轴切面二尖瓣狭窄

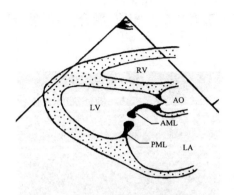

图 6-7　左心室短轴切面二尖瓣狭窄

（3）在左心室长轴切面及心尖、剑突下和胸骨旁四腔切面，可见左心房扩大。这是二尖瓣狭窄致左心房排空受阻所致。正常时，从主动脉后壁至左心房后壁的垂直距离，即左心房的前后径不超过 35 mm。狭窄时常超过 40 mm。但若大于 50 mm，已不仅是单纯狭窄，常伴有二尖瓣关闭不全。

（4）在心尖四腔切面，可见肺静脉明显扩张。

（5）二尖瓣狭窄常继发肺动脉高压，因而常见肺动脉扩张，右心室扩大。

（四）频谱多普勒表现

（1）将取样容积置于二尖瓣口，可录得充填的、正负双向的方块形血流频谱。其峰值流速明显加快，常见 E 峰大于 1.5 m/s。A 峰亦见增快，超过正常的 0.4 m/s（图 6-8、图 6-9）。

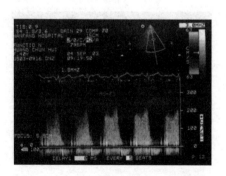

图 6-8　二尖瓣狭窄（轻度）频谱

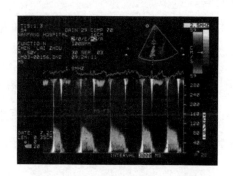

**图 6-9 二尖瓣狭窄(重度)频谱**

(2)将取样容积置于二尖瓣口左心房侧,由于瓣口狭窄血流受阻,左心房内血流减慢,因而峰值血流速度 E 峰明显降低,常小于 0.5 m/s。

(3)将取样容积置于二尖瓣口远端的左心室腔内,可录得湍流所产生的舒张期双向低频血流频谱。

(4)合并肺动脉高压时,可分别于右心室流出道及右心房内,录得肺动脉瓣返流和三尖瓣返流血流频谱。

(5)通过测量二尖瓣口血流频谱的峰值血流速度($V$),利用伯努利方程,可计算出最大瞬时跨瓣压差($p$)。如测得 E 峰血流速度为 1.6 m/s,代入公式 $p = 4V^2$,则得最大瞬时跨瓣压差为 10.2 mmHg。

(6)通过测量舒张早期最大瞬时压差下降一半的时间,即半降时(PHT),利用 Hatle 的经验公式,可计算出二尖瓣口的面积(MVA)。例如,测量某二尖瓣狭窄患者的半降时为 250 ms,代入公式 MVA = 220/PHT(ms),得此患者的二尖瓣口的面积为 0.88 cm²。需要说明的是,本公式是经验公式,仅适用于无合并二尖瓣返流及无主动脉瓣病变者,且以瓣口狭窄程度重者为好。

(五)彩色多普勒表现

(1)心尖四腔切面,可见持续于整个舒张期的、以鲜亮的红色为主的、窄细的、五彩相间的射流束通过二尖瓣口,当其通过二尖瓣口后,迅速扩大,形成喷泉形或蘑菇形等多种形态。

（2）于二尖瓣狭窄,左心房压力升高,血流缓慢,因而左心房血流显色暗淡或不显色。

（3）并肺动脉高压时,在肺动脉长轴切面或主动脉短轴切面,于右心室流出道内可见红色"烛火"样或"火苗"样肺动脉瓣返流血流束;在四腔切面,于右心房内可见以蓝色为主的多彩三尖瓣返流束。

（六）鉴别诊断

超声心动图对二尖瓣狭窄不仅能确定诊断,而且能定量其狭窄程度,但就其本身的表现而言,仍需与下列疾病鉴别。

（1）左心房黏液瘤时,M 型超声的二尖瓣前叶曲线亦可出现"平顶"样或"墙垛"样改变。但其二尖瓣后叶曲线正常,在前叶曲线的后方有云雾状回声。

（2）主动脉瓣关闭不全时,二尖瓣前叶的 EF 斜率亦减慢呈"平台"状,但它同时有舒张期"毛刷"样高频颤动,且二尖瓣后叶活动正常。

（3）特发性肥厚型主动脉瓣狭窄时,也有二尖瓣前叶 EF 斜率减慢,使成"墙垛"样,但其后叶活动正常,前叶的 CD 段应有 SAM 现象。

（4）肺动脉高压时,二尖瓣前叶 EF 斜率减慢,使其呈"墙垛"样,但后叶活动正常。此时还应伴有肺动脉瓣后叶曲线的 ef 斜率减慢和 a 波消失。

**二、二尖瓣关闭不全**

二尖瓣关闭不全( mitral insuffiency )约占风湿性二尖瓣病变的 1/3,单纯性关闭不全占其中之一半,另一半合并于二尖瓣狭窄。单纯关闭不全患者,男多于女,约为 3:2,它的最重要的临床表现是心尖区 Ⅲ/Ⅵ级以上音质粗糙、音调高亢的吹风样全收缩期杂音并向腋下传导。

（一）病理概要

风湿性二尖瓣关闭不全的主要病理改变,是由风湿性心内膜炎所致的瓣膜瘢痕及其短缩,还有腱索及乳头肌的粘连。由此而造成瓣膜不能正常关闭。当心脏收缩时,左心室血液大部分经主动脉瓣口进入主动脉,另一部分则经闭合不完全的二尖瓣口返流入左心房,引起严重的血流动力学障碍。

由于左心室血液返流入左心房,左心房容量增加,压力增高,进而引起肺瘀血、肺动脉压增高,右心负荷加重,引起右心室肥厚扩大,最终导致右心衰竭。左心室除接受正常的肺循环回流的血液外,还要额外地接受收缩期返流至左心房的血液,其容量负荷加重,久之可出现扩张。

（二）M型超声表现

（1）由于通过二尖瓣口的血流量增多,血流速度加快,至二尖瓣前叶曲线的DE上升速度及EF斜率加快。

（2）由于瓣膜病变,二尖瓣波群的CD段呈多条增粗、增强的紊乱回声。

（3）由于大量返流的血液冲击左心房后壁,因而在心底波群的左心房后壁出现病理性凹槽,其深度大于4mm,同时并有左心房内径增大。

（4）由于容量负荷过重,左心室内径增大,室间隔及左心室后壁搏动显著增强。

（5）容易探及三尖瓣活动,并见右心室扩大(图6-10)。

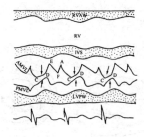

图6-10　二尖瓣关闭不全CD段呈双线(箭头所指)

（三）B 型超声表现

（1）在室长轴切面,显示二尖瓣前、后叶均增厚,开放正常或稍小。心室收缩时,二尖瓣关闭处呈多条紊乱回声。此切面尚可见左心房及左心室内径增大。

（2）二尖瓣口水平短轴切面显示,二尖瓣开放时其前叶、后叶均增厚,回声增强,在部分患者还可见结节状强回声。心脏收缩时,二尖瓣前、后叶闭合部回声分离或显示不规则的暗区,这表明前、后叶不能完全合拢。Wann 等将风湿性二尖瓣病患者在此切面显示二维图像分为四个类型,借以判定二尖瓣的关闭状态。

Ⅰ型:二尖瓣前、后叶的整个瓣叶均能完全对合,其间无裂隙。表示瓣膜功能尚好,无关闭不全现象,可能为正常瓣膜或单纯性二尖瓣狭窄。

Ⅱ型:除瓣口内侧或外侧缘处有小的瓣叶对合欠佳外,基本上能完全关闭。表示有轻度关闭不全,但无严重的血流动力学障碍,无重要临床意义。

Ⅲ型:瓣口中心处前、后叶不能对合,有较大面积的孔隙,收缩期有大量血液经此反回左心房,表示有显著的二尖瓣关闭不全。

Ⅳ型:在收缩期,前、后叶有多处对合不良,存在多个孔隙。血流动力学有严重障碍,是二尖瓣关闭不全的征象。

（3）心尖、胸骨旁及剑突下四腔切面,显示左心室、左心房和右心室增大。

（4）心底短轴切面显示左心房明显扩大,并可见左心耳扩张及肺动脉和右心室流出道增宽(图 6-11)。

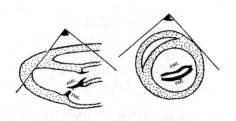

图 6-11　风湿性二尖瓣关闭不全

（四）频谱多普勒表现

（1）多普勒取样容积置于二尖瓣环处，可录得负向、峰顶圆钝、充填、带宽、持续于整个收缩期的返流频谱，其加速肢和减速肢均陡直，最大峰值速度多数超过 4m/s（图 6-12、图 6-13）。返流较明显时，这频谱在瓣环的左心室侧可录得，且一直延伸至左心房侧。

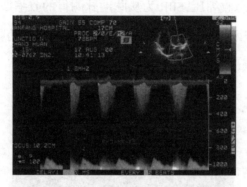

图 6-12　二尖瓣关闭不全返流频谱

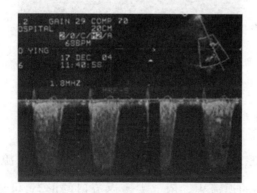

图 6-13　二尖瓣关闭不全返流频谱

（2）在左心房内多点探测，可录得由于湍流所致的正负双向的低频湍流频谱。

（3）由于通过二尖瓣口的血流量增多，二尖瓣舒张期前向血流频谱的 E 波明显增高。

（4）在中度以上二尖瓣返流,由于收缩期主动脉血流量减少,主动脉血流频谱峰值前移,流速减低。重度返流时,只能录得收缩早中期主动脉血流信号,收缩晚期血流信号消失。

（5）左心房收缩压的估测:二尖瓣返流时,左心房收缩期容量增大,压力升高,可用频谱多普勒进行估测:

$$LASP = SBP - \Delta PGMR$$

式中,LASP 为左心房收缩压,SBP 为从肱动脉测得的收缩期血压,ΔPGMK 为返流最大速度换算的压差。从左心房收缩压可以估测肺小动脉嵌顿压,如左心房升高,肺小动脉嵌顿压也高,心功能减退(图 6-14)。

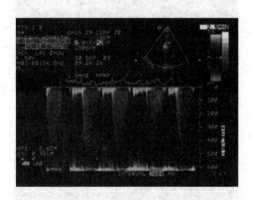

**图 6-14　二尖瓣关闭不全返流频谱**

（五）彩色多普勒表现

（1）于心尖四腔或二腔切面,收缩期于左心房内可见源自二尖瓣环的、以蓝色为主色彩斑斓的返流束。依二尖瓣返流口的形态,可见一股或多股返流束,依其大小返流束可窄可宽,依其部位,返流束进入左心房后,可沿左心房后壁行走,也可直指左心房中部甚至直达顶部,依返流量的大小,显色可鲜亮或暗淡。

（2）尖瓣返流量较大时,舒张期通过二尖瓣口的血流量增多,因而二尖瓣口前向血流的亮度增加。

（六）返流量的估测

对于二尖瓣口的返流量,既往有多种方法可对其作半定量的估测。

（1）依频谱多普勒所测得返流信号的区域定量,如返流信号仅在二尖瓣环周围探及为轻度返流,达于左心房中部为中度,全左心房顶部为重度。

（2）依彩色多普勒出现二尖瓣返流信号的区域定量,如返流信号仅出现在二尖瓣环附近为轻度返流,至左心房中部为中度,达左心房顶部为重度。还可直接测量二尖瓣返流面积,依返流面积与左心房面积之比进行返流半定量,小于 1/3 为轻度,大于 1/3 为中度,大于 2/3 为重度。

（3）依二尖瓣返流容量,算出返流分数而定量。①在二维超声心动图上测得主动脉瓣环部直径 $D$ 然后求出其面积 $A(A = \pi \cdot D^2/4)$;脉冲多普勒测得主动脉环处的血流速度积分(TVI);两者之积即为主动脉瓣环处的血流(QAo)。②二维或 M 型超声心动图测得二尖瓣口面积(MVA);脉冲多普勒测得二尖瓣口血流速度积分(MVI);两者之积即为二尖瓣口流量(QMV)。③二尖瓣返流量(MVRQ)等于二尖瓣口流量与主动脉瓣环部流量之差(MVRQ = QMV-QAo)。④二尖瓣返流分数(MVRF)为返流量、除以二尖瓣口流量,即 MVRF = MVRQ/QMV。⑤定级:轻度 MVRF<30%,中度 30%~38%,重度 38%以上。

上述二尖瓣返流的定量方法中,第一、二各为半定量方法。第三种虽较全面,但受瓣口形态、合并狭窄及合并主动脉瓣病变、取样容积大小和深度、仪器灵敏等多种限制,计算也较烦琐。为克服这些不良因素,有人提出用血流汇聚的方法来定量二尖瓣返流。

（4）血流汇聚决定量。原理:在一定血流动力学范围内,当血流加速流向一窄孔时,在窄孔近端形成等速半圆形表面。根据彩色多普勒在返流口近端血流加速超过混叠极限时彩色显示发生倒返的原理,可以确定混叠界面并测量其至返流口的距离($R$),进而根据公式 $2\pi R^2$ 计算出半球表面积,然后再乘以等速表面流速,求出返流容积。

方法:在心尖四腔切面,彩色多普勒显示二尖瓣口血流,测量血流汇聚混叠界面(返流口近端加速血流区颜色由蓝转红的界面)至二尖瓣口的垂直距离($R$)。根据半球血流会聚公式,计算出每搏二尖瓣返流量。

$$MVRV = 2\pi R^2 \cdot NL \cdot Sys$$

式中,MVRV 为每搏二尖瓣返流量( mL),$R$ 为混叠界面至返流口的距离(cm),NL 为混叠极限(cm/s),Sys 为收缩间期(S)。当脉冲重复频率为 4MHz 时,探头 3.75MHz 产生 51cm/s 混叠极限,5MHz 时产生 41cm/s 混叠极限。

血流汇聚法定量二尖瓣返流,不受左心室几何形态、计算公式假设条件及联合瓣膜病损的影响,是目前应用的简便有效的新方法。其受限因素少,适应证更广,准确性更好。

(七)鉴别诊断

(1)首先应与非病理性返流鉴别,一般非病理性返流的返流量较小,返流分数多数小于 15%。彩色多普勒显示细小的返流束多数局限于二尖瓣环附近。很少引起左心房和左心室的增大。

(2)第二个应加以鉴别的是二尖瓣脱垂。该病可有风湿性二尖瓣关闭不全的全部表现。而其自身的特征性改变是收缩中晚期二尖瓣曲线的 CD 段下移形成"吊床"样改变,可资鉴别。

(3)还有需要鉴别的是室间隔缺损。它常合并二尖瓣关闭不全,乃房室环扩大所致。由于其具有室间隔缺损的一些特征性的改变,鉴别应无困难。

**三、主动脉瓣关闭不全**

主动脉瓣关闭不全是慢性风湿性心瓣膜病的一种。本病多见于男性,男女比例约为 2 : 1。单纯主动脉病变少见,只占慢性风湿性心脏病的 3%~5%。但主动脉瓣病变占慢性风湿性心膜病的 20%~35%,因其常与二尖瓣病变合并存在。主动脉瓣关闭不全的特征性临床表现是,胸骨左缘第三、四肋间闻及递减型叹息样舒张期杂音。

（一）病理概要

风湿性主动脉瓣关闭不全的主要病理改变是，主动脉瓣因发炎和肉芽组织形成而致的增厚、硬化、短缩和畸形，在主动脉瓣关闭线上可见细小的疣形赘生物。主动脉瓣关闭不全可同时伴有程度不同的狭窄，但严重关闭不全时常无明显狭窄。主动脉关闭不全造成舒张期主动脉瓣返流，并因此而造成左心室的扩张，返流越重，扩张越明显。

（二）M型超声表现

（1）在心底波群见，瓣膜回声增粗、增强，舒张期关闭呈双线，间距在4 mm以上。瓣膜的开放和关闭速度加快，开放幅度增大。收缩期瓣叶出现快速颤动（图6-15、图6-16）。

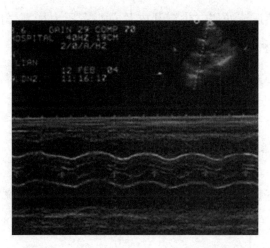

图6-15　主动脉瓣关闭不全(箭头所指)

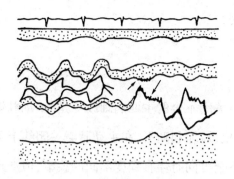

**图 6-16　主动脉关闭不全**

二尖瓣前叶及心室震颤(箭头所指)

(2)在心底波群还可见,主动脉内径增宽;前壁主波搏幅增大超过 15 mm,重搏波消失或减低;后壁搏幅上升及下降速度增快。

(3)二尖瓣波群见,二尖瓣前叶舒张期波幅增高,并有 30~40 次/秒高频率的细震颤。此为舒张期主动脉返流血液冲击所致。类似的震颤有时亦可见于室间隔左心室面。

(4)由于血液返流妨碍二尖瓣开放及左心室压力增高,舒张期充盈速度减缓,可致二尖瓣 EF 斜率减慢。

(5)由于左心室容量负荷加重,可见左心室增大,室间隔与左心室后壁搏幅增高。

(三)B 型超声表现

(1)在左心室长轴切面,见瓣膜回声增强、增粗,舒张期瓣叶不能闭合于主动脉根部中央,而呈二线、三线或多线杂乱回声。在此切面并见左心室扩大及左心房和升主动脉扩张。

(2)在心底短轴切面,正常人的三叶主动脉瓣呈纤细、光滑的回声,并于舒张期闭合呈"Y"状,显示于主动脉腔中央。主动脉瓣关闭不全时,由于瓣叶闭合障碍而见裂隙,裂孔大于 5 mm(图 6-17)。

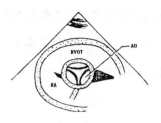

图6-17　主动脉关闭不全

大动脉短轴切面,主动脉增厚,回声增强,舒张期不能关闭,留有较大空隙

(3)在胸骨旁、心尖及剑突下四腔切面,可见左心室及左心房扩大。

(4)在胸骨上窝主动脉弓长轴切面,可见升主动脉扩张。

（四）频谱多普勒表现

(1)心尖五腔切面、取样容积置于左心室流出道内,可录得持续于整个舒张期的、正向充填、频带增宽、上升肢陡直、下降肢延缓的主动脉瓣返流频谱。其峰值流速多数超过 4 m/s( 图 6-18)。

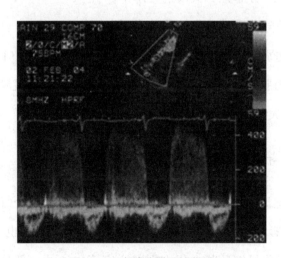

图6-18　主动脉瓣返流频谱

(2)中度以上的主动脉瓣返流,由于收缩期通过主动脉瓣口的血流增多,因而主动脉血流频谱的峰值流速增高,但一般不超过 2m/s。

（3）由于二尖瓣口血流速度增快,二尖瓣血流频谱的 E 峰和 A 峰均可增高,A 峰更高可大于 E 峰。由于主动脉瓣返流束对二尖瓣的冲击,其血流频谱可出现毛刷样高频颤动,且持续于整个舒张期。

（4）返流程度的估测。

①返流分数(RF)的计算:以主动脉瓣口血流量作为每搏总排血量,二尖瓣口血流量(MVF)或肺动脉瓣口血流量(PVF)作为每搏有效排血量,则:

$$RF = AVF-PVF/AVF = 1-PVF/AVF \text{ 或 } RF = AVF-MVF/AVF = 1-MVF/AVF$$

RF<20%为轻度返流,20%~40%为中度返流,40%~60%为中~重度返流,>60%为重度返流。

按这种方法计算的返流分数判定返流程度较准确,但计算较为复杂。

②返流信号的估测:用频谱多普勒探测返流信号出现的部位,半定量返流程度。

轻度:返流信号分布局限于主动脉瓣环附近区域。

中度:返流信号分布至二尖瓣前叶水平。

重度:返流信号分布至二尖瓣前叶水平以下。

（5）左心室舒张末压的估测:LVEDP = DBP−ΔPAR。式中 LVEDP 为左心室舒张末压,DBP 为肱动脉测量的舒张压,ΔPAR 为主动脉返流频谱上,舒张期峰速所换算成的最大跨瓣压差。

**（五）彩色多普勒表现**

（1）于左心室流出道内见,起自主动脉瓣环、持续于整个舒张期的、以鲜亮的红色为主的五彩相间的返流束。返流束可沿室间隔下行,也可沿二尖瓣前叶走行;轻度返流时可呈细条状。仅占据左心室流出道的一部分,重度返流时呈喷泉状充满整个左心室流出道。

（2）由于通过主动脉瓣口的血流量增加,收缩期主动脉瓣口的前向血流着色鲜明。

(3)返流程度估测。

①由于彩色返流射流信号距离瓣口最近端的宽度(JW)大致相当于返流口的大小,因而以该处左心室流出道的宽度(LVOTW)除 JW 即得返流分数(RF)在左心室长轴及心尖五腔切面可测得:

$$RF = JW/LVOTW$$

②在胸骨旁主动脉瓣短轴切面,通过测量返流信号的面积(JA)和该处主动脉的横截面积,亦可得到返流分数(RF):

$$RF = JA/AOA$$

以上述的返流口宽度换算成面积,或以直接测得的返流口面积乘以返流血流的速度积分,可计算出每搏返流量。

(六)鉴别诊断

(1)主动脉瓣脱垂常致主动脉瓣关闭不全,应与之鉴别,前者于左心室流出道内舒张期可见异常回声。重度脱垂时,随心脏的舒、缩活动可见脱垂的主动脉瓣在主动脉腔内及左心室流出道内来回摆动。

(2)感染性心内膜炎有主动脉瓣赘生物附着时可致主动脉关闭不全,但可见蓬草样或团絮状回声附着于瓣膜,可资鉴别。

(3)较轻的主动脉瓣返流应与非病理性返流鉴别,一般非病理性主动脉瓣返流,其返流分数小于 15%。

**四、主动脉瓣狭窄**

主动脉瓣狭窄可以是先天性的,也可以是后天性的。后天性的又可分为风湿性和老年退行性。单纯性主动脉瓣狭窄,10%～20%是风湿所致。风湿性主动脉瓣狭窄多见于年轻人,且同时伴有二尖瓣病变。主动脉瓣狭窄的最主要的临床表现是,胸骨右缘第二肋间粗糙、响亮的收缩期杂音,并向颈部传导。

（一）病理概要

风湿性主动脉瓣狭窄的主要病理改变是，慢性炎症和钙质沉着引起瓣膜粘连和增厚，使其开放受限而致瓣口面积减小。正常主动脉瓣口面积约 $3cm^2$，当其减小至正常的1/4或更小时出现严重症状。由于狭窄而致左心室阻力负荷加重，左心室后壁代偿肥厚，左心室亦可轻度扩大。

（二）M型超声表现

（1）主动脉瓣回声增粗并见钙化所致的强回声，甚至可见斑块状强回声。瓣膜厚度增加，可超过主动脉前壁的厚度。

（2）瓣膜开放幅度减小，常小于14 mm或主动脉内径的一半。

（3）由于左心室排血受阻，主动脉充盈不足，在心底波群见V波低平，V'消失。

（4）由于长期存在的左心室排血受阻，压力负荷加重，在心室波群可见室间隔及左心室后壁呈对称性增厚，左心室内径可轻度增大（图6-19）。

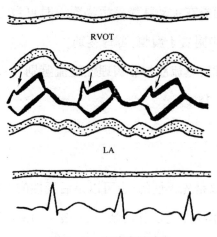

**图6-19 主动脉瓣狭窄**

心底波群示主动脉增厚，开幅小，提前关闭（箭头所指）

（三）B 型超声表现图

（1）左心室长轴切面,瓣叶增厚、回声增强、开放受限。若瓣叶开放的距离小于 8 mm,为重度狭窄;8~12 mm 为中度狭窄;12~14 mm 为轻度狭窄。在此切面还可见室间隔与左心室后壁呈对称性增厚(图 6-20、图 6-21)。

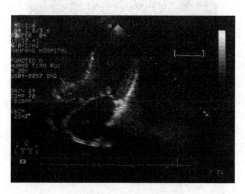

**图 6-20　心尖五腔切面**

主动脉瓣狭窄(箭头所指)

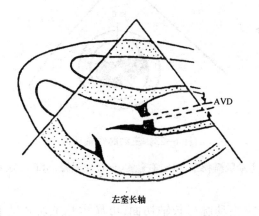

**图 6-21　左心、室长轴切面**

主动脉瓣狭窄(虚线所示)

（2）心底短轴切面,可见主动脉瓣瓣叶增厚,回声增强、增多,开放明显受限,瓣口面积明显变小且极不规则,即失去正常的圆形或近似的等边三角形。在此切面,以机器提供的面积测量功能,可直接测得瓣口大小:若瓣口面积小于

3 cm$^2$ 大于 1 cm$^2$ 为轻度狭窄,1~0.75 cm$^2$ 为中度狭窄,小于 0.75 cm$^2$ 为重度狭窄(图 6-22、图 6-23)。

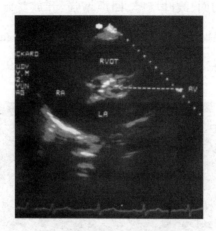

**图 6-22　主动脉短轴切面**

主动脉瓣狭窄(箭头所指)

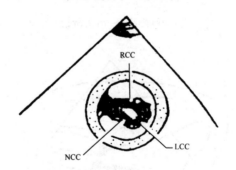

**图 6-23　主动脉短轴切面**

主动脉瓣狭窄:RCC 右冠瓣,LCC 左冠瓣,NCC 无冠瓣

(3)在胸骨上窝主动脉弓长轴切面,可显示升主动脉呈窄后扩张。

(四)频谱多普勒表现

(1)取样容积置于主动脉口可录得收缩期射流频谱。轻度狭窄时,频谱形态近似非对称的三角形,重度狭窄时呈对称的圆钝形曲线。射血时间延长,峰值后移,峰值显著增高,一般是狭窄越重流速越高,有高达 7m/s 者(图 6-24)。

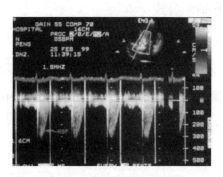

图 6-24　主动脉瓣狭窄频谱

(2)由于主动脉瓣狭窄,血流受阻,左心室流出道内前向血流速度减慢,因而血流频谱的峰值降低,后移,使频谱呈近似对称的圆钝形。

(3)在狭窄远端的升主动脉内,可录得由湍流所致的双向充填的低频血流信号。

(4)由于左心室舒张功能减损,二尖瓣血流频谱的 A 波增高,以至 A 波高过 E 波。

(5)主动脉瓣口面积的估测。

①若无心内分流和瓣口返流,可按下式求得主动脉瓣口的面积(AVA):

$$AVA=SV/Vm \cdot ET=SV/SVI$$

式中,Vm 为主动脉瓣口的平均射流速度,ET 为左心室射血时间,SVI 为主动脉收缩期流速积分,SV 为每搏量是采用右心导管和热稀释技术测得,因而这种方法是半创伤性的。

②张运等采用了一种完全无创的方法,其公式是:

$$AVA=CMA \cdot DVI/SVI$$

式中,CMA 是从 M 型和 B 型超声心动图测得的舒张期二尖瓣口平均面积,DVI 为二尖瓣口舒张期流速积分,SVI 为收缩期主动脉瓣口流速积分。此法与心导管技术所测结果相关良好($r>0.90$),其限制是不能有瓣口返流和心内分流。

③挪威学者 Skjaerpe 等设计了一个适合于兼有主动脉瓣狭窄和关闭不全双病变的主动脉瓣面积估测公式：

$$AVA \cdot SVI = AoA \cdot SVI'$$

式中，为利用连续式多普勒测得的狭窄的主动脉瓣口的流速积分；AoA 为先从 B 型超声心动图测得主动脉环直径，然后计算得来的该部的面积；SVI′为主动脉瓣环的收缩期流速积分。因此上式可写作：

$$AVA = AoA \cdot SVI'/SVI$$

考虑到 SVI′/SVI 应同主动脉瓣环处的峰值流速（Vp′）与主动脉瓣口的峰值流速（Vp）之比（Vp′/Vp）相似，代入上式，得：

$$AVA = AoA \cdot Vp'/Vp$$

这一公式非常简便，而且与心导管技术利用格林公式所测得的主动脉口面积相关良好（$r = 0.87$）。

（五）彩色多普勒表现

（1）窄的主动脉瓣口出现窄细的射流束，狭窄越重流束越细，甚至难以显示。但当它进入升主动脉后便会明显增宽而成喷泉状或蘑菇状或其他扩散的形状。这一射流束可持续出现于整个收缩期。射流束显色明亮，在心尖五腔切面以蓝色为主，而在胸骨上窝主动脉弓长轴切面则主要显红色。

（2）于血流受阻于主动脉口，左心室流出道内血流显色暗淡。

（六）鉴别诊断

风湿性主动脉瓣狭窄，由于同属主动脉口狭窄，须与先天性主动脉瓣上狭窄和瓣下狭窄进行鉴别，但后两者在超声上均有明显的特征性表现，不难鉴别，以后的章节将述及。由于同属膜性狭窄，本病尚须与二叶式主动脉瓣鉴别，但后者瓣膜回声纤细、弹性较好，常有关闭时"Y"结构消失和关闭线在 M 型超声心动图上偏离中心等可资鉴别。

### 五、三尖瓣关闭不全

三尖瓣关闭不全多数为功能性,器质性者少见。但器质性中以风湿为多。据病理解剖资料,器质性三尖瓣病变的发病率占慢性风湿性心脏病总数的10%~15%。本病女多于男,且多发于青年。主要的临床表现是胸骨左缘第三至五肋间闻及响亮、高调的收缩期杂音,并于深吸气末加重。

（一）病理概要

风湿性三尖瓣关闭不全其瓣膜可由于慢性炎症过程而发生类似风湿性二尖瓣病变的变化。由于收缩期有部分血液返流至右心房,右心房容量增大、压力增高,可使右心房扩张与肥厚。当右心房压力超过 10 mmHg(1.33 kPa)时,可致上、下腔静脉压增高和扩张并导致全身静脉回流障碍,从而产生腹水和周围水肿。

（二）M 型超声表现

(1)三尖瓣前叶搏动幅度增大。DE 上升速度和 EF 斜率均增大。由于三尖瓣收缩期不能完全合拢,CD 段呈多条粗糙紊乱的回声。

(2)右心房内径增大。

(3)病变较重时可见右心室扩张,内径增大,并可见由于右心室容量负荷加重所致的室间隔与左心室后壁呈同向运动。

（三）B 型超声表现

(1)在右心室流出道长轴切面、心尖及剑突下四腔切面,可见三尖瓣叶回声增强、增粗,瓣尖呈结节状,收缩期瓣膜关闭不全,右心房及右心室增大。

(2)在右心室流出道长轴切面及心尖四腔切面,当从外周静脉注入声学造影剂后,可见造影剂回声在三尖瓣口做往返穿梭运动。

(3)在剑突下四腔切面及下腔静脉长轴切面,注射造影剂后可见收缩期有造影剂回声出现于下腔静脉内,有时并可见于肝静脉内。同时还可见到右心房、右心室和下腔静脉扩张,其内径增大。

(四)频谱多普勒表现

(1)样容积置于三尖瓣环,可录得单峰、负向、充填的收缩期返流频谱,其加速肢和减速肢均陡直而呈对称的圆钝形,其最大流速超过 4 m/s(图 6-25)。

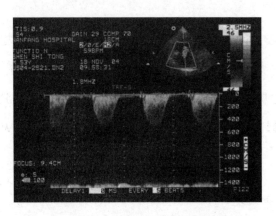

图 6-25　三尖瓣关闭不全血流频谱

(2)在右心房内作多点探测,可录得收缩期双向低频湍流频谱,返流程度越重,湍流在右心房内的分布越广。

(3)返流较重时,由于受右心房内返流血流的影响,腔静脉血流频谱中的 S 波消失,而代之以负向波,D 波峰值则增大,故形成先负后正的频谱形态。

(4)返流较重时,由于舒张期流经三尖瓣口的血流量增多,因而三尖瓣血流频谱的 E 峰增高。

(5)返流程度的估测。应用连续式多普勒测得三尖瓣返流的最大流速,可用以下公式求得右心室收缩末压(RVSP):

$$RVSP = \Delta PTR + RAP$$

式中,ΔPTR 为三尖瓣返流最大流速值,按伯努利方程换算成的跨瓣压差,RAP

为右心房压,一般为 5 mmHg。

若 RVSP＝5 mmHg 为轻度返流,10 mmHg 为中度,超过 15 mmHg 为重度。

（五）彩色多普勒表现

（1）右心房内可见,起源于三尖瓣环的、持续于整个收缩期的,以鲜亮的蓝色为主的、五彩相间的返流束。返流束可指向右心房中部,也可沿房间隔行走,也可沿右心房侧壁形成环状。返流重时,在宽阔的右心房内可形成喷泉状,并在右心房内迅速散开。

（2）返流较重时,舒张期三尖瓣口血流着色明亮,而肺动脉瓣口、二尖瓣口及主动脉瓣口血流着色暗淡。

（3）返流程度的估测。利用彩色多普勒,可对三尖瓣返流进行半定量分级。即返流束占据部分右心房为Ⅰ级;抵达右心房后壁为Ⅱ级;进入腔静脉为Ⅲ级。

（六）鉴别诊断

（1）三尖瓣关闭不全或三尖瓣返流多数为非器质性或功能性,故同时有其他疾病存在,应注意其他疾病的诊断。

（2）超声对三尖瓣返流容易确定,但精确定量有困难。

## 六、肺动脉瓣关闭不全

肺动脉瓣关闭不全绝大多数为功能性,多继发于肺动脉高压。器质性肺动脉瓣病变很少见。主要的临床表现是,胸骨左缘第二、三肋间及舒张早期或舒张期早中期高音调、吹风样杂音。

（一）病理概要

肺动脉瓣关闭不全时,右心室在舒张期除接受来自三尖瓣口的血流外,还要接受来自肺动脉口的返流血流,因而造成右心室容量负荷增加,引起右心室扩张和肥厚。肺动脉高压时造成肺动脉瓣返流,返流又可进一步造成肺动脉高压引起肺动脉显著扩张。

(二)M 型超声表现

(1)肺动脉瓣曲线的 a 波变浅(<2 mm)或消失,ef 斜率减慢,收缩中期部分关闭使成"w"形。

(2)右心室扩大,内径>20 mm;右肺动脉扩大,内径增宽,超过 18 mm;右心房亦扩大。

(3)bc 幅度增大,斜率加速。

(三)B 型超声表现

(1)在肺动脉干长轴切面,可见肺动脉干及左、右肺动脉均明显扩张。正常时较难显示或仅显示肺动脉,此时很容易显示。并常可显示两个瓣叶,其回声增强,活动增大。

(2)左心室长轴切面显示右心室扩大,右心室前壁及室间隔增厚,室间隔与左心室后壁呈同向运动。

(3)心尖四腔及右心室流入道长轴切面显示右心房扩大。

(4)在右心室流出道或肺动脉干长轴切面,从周围静脉注入造影剂后,收缩期见造影剂回声经肺动脉瓣从右心室流出道进入肺动脉干,而舒张期可见其经肺动脉瓣返流入右心室流出道。

(四)频谱多普勒表现

(1)将取样容积置于肺动脉瓣环下,可录得正向、单峰、窄带、充填、上升肢陡直、出现于舒张期的肺动脉瓣返流频谱。若合并重度肺动脉高压,其最大峰值流速可达 4m/s 以上。

（2）若肺动脉压不过高,由于收缩期通过肺动脉瓣口的血流量增加,肺动脉血流频谱峰值增高,但一般不超过 3m/s。

（3）在右心室腔内,于舒张期可录得由于肺动脉瓣返流所致的双向低频湍流血流频谱。

（4）返流程度的估测。利用脉冲多普勒测量收缩期主动脉瓣血流量（AVF）和收缩期肺动瓣血流量（PVF）。此时肺动脉瓣血流量为右心室的全部心搏量,主动脉瓣血流代表右心室的有效心搏量,则返流分数（RF）可按下式得出。

$$RF = PVF - AVF/PVF$$

（5）肺动脉舒张压的估测。通过测量肺动瓣脉返流频谱的峰值血流速度,利用伯努利方程,可按下式计算肺动瓣脉舒张压。

$$PADP = \Delta p + RVDP$$

式中,PADP 为肺动脉舒张压;$\Delta p$ 为所测肺动脉瓣返流频谱峰值流速,并利用伯努利方程计算而得的瞬时跨瓣压差;RVDP 为舒张早期的右心室压力,一般近似于零。

（五）彩色多普勒表现

（1）室流出道内于舒张期,显示起源于肺动脉瓣环的明亮的红色返流束。轻度返流时,其呈窄细条状或烛火样,仅占部分流出道;重度返流时,呈喷泉状,可充满整个右心室流出道。

（2）若肺动瓣脉返流而不伴有明显肺高压,主肺动脉内前向血流量增多,可显示出多色斑点状或红蓝双向的涡流。若肺高压明显,主肺动脉内前向血流受阻,流速减缓,显色暗淡。

（六）鉴别诊断

众多的资料表明,利用脉冲多普勒和彩色多普勒于相当多的一部分

(35%~92%)健康成年人尤其是青年人,可探及肺动瓣脉返流。因而在诊断肺动脉瓣关闭不全所致返流时,应加以鉴别。这种健康人的或称非病理性的肺动脉瓣返流具有如下特点:

(1)出现较晚:常于舒张中期出现。

(2)占时较短:一般不能持续于整个舒张期。

(3)流速较低:最大流速一般不超过 1.2m/s。

(4)范围较窄:一般局限于肺动脉瓣下 1cm 范围之内。

(5)长度较短:彩色返流束长度一般不超过 1cm。

## 第二节　非风湿性心瓣膜病

非风湿性心瓣膜病,顾名思义,为非风湿原因所致的心瓣膜疾病,它包括的范围相当广泛。病因也相当复杂。常见而且典型的瓣膜及其附属器官的病变有二尖瓣脱垂、二尖瓣环钙化、主动脉瓣环钙化及二尖瓣腱索断裂等,本节就这些疾病进行介绍。

### 一、二尖瓣脱垂

二尖瓣脱垂(mitral valve prolapse,MVP)是一组综合征,它继发于房间隔缺损、冠心病、特发性主动脉瓣下狭窄、胶原疾病、大量心包积液及心律失常等病症。原发性二尖瓣脱垂则与瓣膜黏液变性有关。其特征性的临床表现是心尖部闻及收缩期喀喇音。因而又称收缩中期喀喇音—收缩晚期杂音综合征。

(一)病理概要

正常二尖瓣的心房面层为含弹性纤维的结缔组织;中层是海绵组织,即松软的黏液样结缔组织;心室面层是纤维质层,由浓密的胶原形成。黏液变性时,中层海绵组织增多,并侵入纤维质层,使其间断,因而使瓣叶肥厚、凸出。此种改变多数发生在后叶的中 1/3。前叶的后半部亦是易发处。由于这种病变引致瓣叶增长变厚造成脱垂。这是原发性二尖瓣脱垂的学说之一。另一学说是，左心室心肌的代谢和收缩异常，使瓣叶失去心室的支持而造成脱垂。

(二)M 型超声表现

(1)室收缩时,二尖瓣波群的 CD 段向后移位,形成"吊床"样改变,以收缩中晚期为多见,也可全收缩期均出现。其后移幅度(即"吊床"最低点至 C 点与 D 点连线的垂直距离)多数大于 2~3mm(图 6-26、图 6-27)。

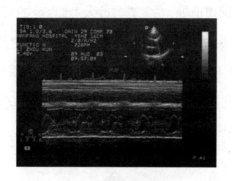

图 6-26　二尖瓣脱垂

"吊床样"改变(箭头所指)

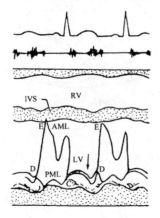

图 6-27　二尖瓣脱垂

"吊床样"改变(箭头所指)

（2）由于二尖瓣活动幅度增大，DE 上升速度增快，E 峰可与室间隔相撞。室间隔搏动幅度增大。

（3）若合并二尖瓣返流，可见左心房内径增大，房壁搏动增强，后壁之 C 凹加深。

（4）吸入亚硝酸异戊酯后，由于左心室舒张期容积减小，收缩加强，可使二尖瓣脱垂加重，使中晚期脱垂变为全收缩期脱垂。

（三）B 型超声表现

（1）在左心室长轴切面处，二尖瓣前叶及/或后叶的瓣体部或其对合点，由于过度运动而超越二尖瓣环脱入左心房。同时可见前瓣与主动脉根部后壁的夹角由钝角变为锐角。若瓣体呈弓形脱入左心房，而前后叶对合点仍位于二尖瓣环平面之下，为轻度脱垂；闭合点达瓣环，瓣体脱入左心房，为中度脱垂；闭合点及瓣体均脱入左心房者，为重度脱垂（图 6-28）。

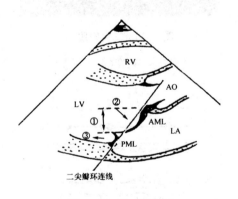

图 6-28　二尖瓣脱垂

①前后叶闭合点后移，②③前后瓣越过瓣环连线突向左心房侧

（2）由于二尖瓣环在心尖四腔切面呈水平位，且二尖瓣前后叶均能清晰显示，故该切面的阳性显示率较高。其脱垂表现及程度的判定标准与左心室长轴切面相同（图 6-29）。

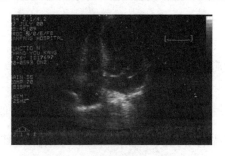

**图 6-29　二尖瓣脱垂(箭头所指)**

心尖四腔切面

(3)在二尖瓣口水平左心室短轴切面可见,脱垂的二尖瓣叶增厚、皱折、回声增强及瓣口收缩期不能闭合。

(4)在实时观察中,可于多个切面见二尖瓣前叶活动幅度增大,室间隔及左心房壁搏动幅度增大。若合并返流,还可见左心房、左心室增大。

(四)频谱多普勒表现

当二尖瓣脱垂合并二尖瓣返流时,将多普勒取样容积置于二尖瓣口左心房侧,可录得收缩期二尖瓣血流返流频谱。其大小依返流程度而定,其程度的判定同二尖瓣关闭不全。

(五)彩色多普勒表现

以心尖四腔切面观察为最佳,在此切面于左心房内可见起自二尖瓣环的以蓝色为主的多彩返流束。

(六)鉴别诊断

(1)心包积液时,由于左心室容量减少,心腔内径缩小,使腱索相对延长,可致二尖瓣脱垂。但此症有心包积液可资鉴别。

(2)本节开头所述多种可继发二尖瓣脱垂的疾病,它们均有各自最突出的特点可与单纯原发性二尖瓣脱垂相鉴别。

### 二、二尖瓣腱索断裂

二尖瓣腱索断裂极少见。国内侯传举等报道,在他们的经手术治疗的 6016 例各种心血管疾病中发现 5 例。本病虽罕见,但因其能造成严重的急性二尖瓣关闭不全,甚至危及患者生命,故不容忽视。

#### (一)病理概要

腱索是连接瓣叶与乳头肌的纤维组织束。腱索从乳头肌至瓣叶逐渐分级,直接与乳头肌相连的腱索称为一级腱索(每个乳头肌至少两条);一级腱索分出两条二级腱索;二级腱索再分出二至三条形成三级腱索。腱索断裂可分为外伤性和自发性。可见于心肌梗死、感染性心内膜炎、风湿性心脏炎、肥厚梗死型心肌病等病症。自发性腱索断裂多见于二尖瓣后叶。其他原因所致腱索断裂可见于前、后二叶。腱索断裂可致中度以上二尖瓣关闭不全,因而可见左心房、左心室扩大,室壁运动增强,尤其是室间隔收缩亢进。

#### (二)M 型超声表现

(1)前叶腱索断裂时,前叶在舒张期呈高幅度、低频率、不规则的振动,使二尖瓣前叶曲线出现锯齿波,这种振动可持续至收缩期。后叶可与前叶呈同向运动。

(2)后叶腱索断裂时,后叶在舒张期呈高幅度、低频率、不规则的振动,使二尖瓣后叶曲线出现粗大的锯齿波。

(3)返流明显时,左心房、左心室可有扩大。

(4)由于受到返流血流的冲击,房间隔可出现收缩期振动波。

（三）B型超声表现

（1）在左心室长轴切面及心尖四腔切面，可于左心室内显示断裂腱索的回声，依断裂部位不同，有时也可在左心房内见到腱索回声。较为特征的改变是，随心室的收缩和舒张可见二尖瓣在左心房和左心室之间做来回的"连枷"样或"甩鞭"样运动。二尖瓣瓣尖部前、后叶不能对合。

（2）在二尖瓣口水平左心室短轴切面见，收缩期二尖瓣口不能闭合而出现裂隙。

（3）由于腱索断裂，使二尖瓣失去支持，因而可出现脱垂的征象。

（四）多普勒超声表现

（1）频谱多普勒于二尖瓣口左心房侧可探及收缩期返流频谱。

（2）彩色多普勒一般均能显示二尖瓣口收缩期呈明亮的蓝色返流束。

（五）鉴别诊断

（1）腱索断裂也可致二尖瓣脱垂，但后者二尖瓣对合一般较好，且不一定造成二尖瓣返流。

（2）连枷样二尖瓣可见于感染性心内膜炎，但它一般并有瓣叶增厚、钙化，且可见到赘生物。

### 三、二尖瓣环钙化

二尖瓣环钙化是一种老年退行性病变。多发生在60岁以上的老年人，为10%～15%。病变开始于50岁以上，随年龄增长，发生率增高，女性多见，男女比例约为1：2。应予重视的是，本病也可见于青年人。

(一)病理概要

二尖瓣环、二尖瓣后叶及其与之相邻的左心室后壁之间钙盐沉着是本病的特征。钙化多发于二尖瓣环后部,前部少见,后部发生率约为前部的5倍。钙化广泛时,除上述部位外,还可波及主动脉瓣环甚至室间隔等处。由于钙化而使瓣环僵硬、缩小。由于瓣叶基底部钙化,可使瓣膜活动受限,腱索受牵拉,收缩期瓣环不能缩小,导致二尖瓣关闭不全。

(二)M型超声表现

在二尖瓣前后叶波群,于二尖瓣后叶之后,见一紊乱、增粗、浓密的回声带即为钙化增厚的二尖瓣环(图6-30、图6-31)。

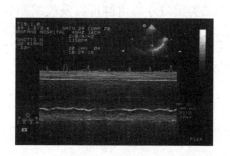

图6-30　二尖瓣环钙化(箭头所指高回声曲线)

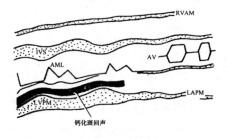

图6-31　二尖瓣环钙化(箭头所指)

(三)B型超声表现

(1)左心室长轴切面及二尖瓣口水平左心室短轴切面,二尖瓣环后缘及后叶基底部可见斑片状或团块状的浓密的强回声,此时瓣环与后叶的连接处已融合在一起,变得模糊不清(图6-32、图6-33)。

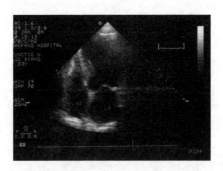

图6-32 心尖四腔切面,二尖瓣环钙化(箭头所指)

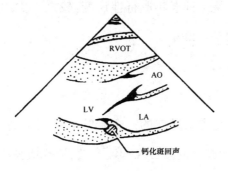

图6-33 二尖瓣环钙化

(2)钙化广泛时,于上述切面除见上述表现外,还可见瓣环前缘至主动脉根部亦有紊乱、增粗、浓密的回声。

(3)严重钙化时,二尖瓣腱索及乳头肌受累,亦可表现为回声增粗、增强、浓密。

（四）多普勒超声表现

（1）二尖瓣环钙化最易造成二尖瓣返流，因而在左心室长轴切面及四腔切面，可录得二尖瓣返流频谱，彩色多普勒则可显示二尖瓣返流的血流束。

（2）二尖瓣环钙化也可造成二尖瓣狭窄，频谱多普勒和彩色多普勒可显示其相应的改变。

（五）鉴别诊断

就超声表现而言，应与风湿性二尖瓣病变鉴别，但结合病史、临床表现和发病年龄等，应不难鉴别。

### 四、主动脉瓣钙化

主动脉瓣钙化也是一种老年退行性病变，较之二尖瓣环钙化更多见，在老年人中的发生率为 15%～30%。

（一）病理概要

本病的主要特征是主动脉瓣的三个瓣叶均可发生钙盐沉着。钙盐沉着于瓣膜的不同部位，包括瓣叶的接触缘和连合处，造成瓣膜活动受限，既可引起瓣口狭窄，也可导致瓣口关闭不全或两者同时存在。

（二）M 型超声表现

在心底波群见，主动脉瓣典型的"盒样"曲线消失，代之以多条增粗、紊乱且增强的回声，舒张期关闭线呈多条回声。主动脉腔可变小。

（三）B 型超声表现

在左心室长轴切面，大动脉短轴切面及心尖五腔切面等切面可见，主动脉瓣的回声明显增强、增粗而呈团块状。瓣膜开放和关闭均受限制,收缩期瓣口难以辨认,舒张期三个瓣叶亦很难靠拢关闭。

（四）多普勒超声表现

若钙化而造成瓣口关闭不全时,频谱多普勒和彩色多普勒均可显示出主动脉瓣返流。若造成瓣口狭窄则可显示相应的射流频谱和射流彩色血流束。

（五）鉴别诊断

本病需与风湿性主动脉瓣病变及主动脉瓣赘生物鉴别。通过询问病史、结合临床表现和发病年龄及并发症等可以鉴别。

## 第三节　感染性心瓣膜病

感染性心瓣膜病通称感染性心内膜炎。它是指细菌、真菌等侵犯心内膜、心瓣膜及腱索,并在其上生长繁殖,形成赘生物。绝大多数继发于原有心脏病变,80%以上原有风湿性心瓣膜病。其他有先天性心脏病室间隔缺损、动脉导管未闭、二叶式主动脉瓣、主动脉缩窄及动脉硬化性心脏病和梅毒性心脏病等。也有少数(5%~10%)发生于原无器质性心脏病者。其主要的临床表现是全身性感染征象、栓塞及血管病损、原有心脏杂音发生改变或原无杂音而近期内发现杂音。

### 一、病理概要

细菌、真菌等病原体与血小板栓子、纤维蛋白及坏死的心瓣膜组织沉积在瓣膜和腱索上形成赘生物,并破坏瓣膜形成溃疡或穿孔,甚至造成腱索断裂。赘生物可呈绿色、黄色、粉红色或红色,愈合后可呈灰色。其形态呈蓬草或棉絮状,质地松脆易碎。镜检可见微生物、炎细胞、纤维化及钙化。好发于二尖瓣及主动脉瓣,也可发生于三尖瓣,肺动脉瓣很少见。

### 二、M 型超声表现

(1)若为二尖瓣赘生物,则:①在二尖瓣前后叶波群可见"蓬草"样或"棉絮"样或"绒毛球"样回声,于舒张期见于二尖瓣前叶曲线上或后叶曲线上;②在心底波群,收缩期于左心房前内侧可见"绒毛球"样赘生物回声;③当赘生物呈条状或二尖瓣撕裂时,在二尖瓣前、后叶波群可见二尖瓣呈连枷样运动,即絮状或条状回声于舒张期进入左心室,而于收缩期返回左心房。

(2)若为主动脉瓣赘生物,则:①依赘生物所在部位不同,而于右冠瓣或无冠瓣曲线上或瓣口见赘生物所形成的瓣膜回声的增粗增强和紊乱;②在左心室流出道内可见孤立的线状回声于舒张期出现,收缩期消失。这是赘生物随主动脉瓣开、闭而往返于主动脉和左心室流出道内所致。

(3)赘生物造成二尖瓣或主动脉瓣关闭不全,可出现相应的超声心动图改变,如左心房增大,二尖瓣前叶细震颤及左心室扩张等。

(4)若在原有心脏病上继发瓣膜赘生物,超声心动图上可有原发心脏病的改变。

### 三、B 型超声表现

(1)若为二尖瓣赘生物,则:①于左心室长轴切面及四腔切面见二尖瓣前叶或后叶回声增强,并见其上有"棉絮"状或"绒毛球"样或"蓬草"样回声。应注意观察赘生物在瓣叶上的附着点,附于左心房侧者易造成二尖瓣关闭不全,而附于左心室侧者则对瓣膜功能影响较小。②赘生物较长或瓣膜撕裂或腱索断裂时可见连枷样运动(图 6-34、图 6-35)。

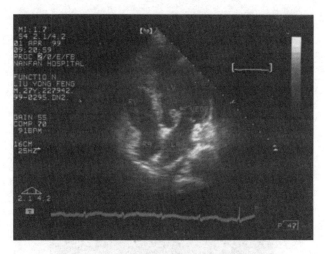

图 6-34 二尖瓣前叶赘生物(箭头所指)

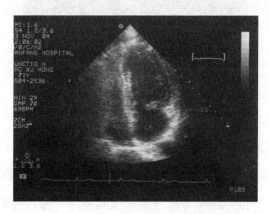

图 6-35 二尖瓣后叶赘生物(箭头所指)

(2)若为主动脉瓣赘生物,则:①在左室长轴切面、大动脉短轴切面等,于主动脉瓣上可见浓密的"蓬草"样或"绒毛球"样或"棉絮"样回声,舒张期和收缩期均显示并可见瓣膜回声增强;②若有连枷状主动脉瓣,可见上述异常回声来回往返于主动脉内及左室流出道内;③造成主动脉瓣关闭不全时,可出现左室增大等一系列相应的超声改变(图 6-36、图 6-37)。

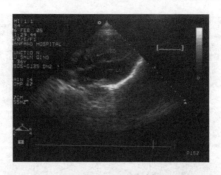

图 6-36　主动脉右冠瓣赘生物(箭头所指)

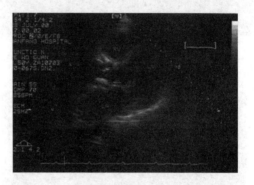

图 6-37　主动脉无冠瓣赘生物(箭头所指)

(3)值得注意的是所谓连枷运动,它是指瓣膜赘生物随心动周期所做的漂移或过度运动。即房室瓣上的赘生物于舒张期进入心室,而于收缩期进入心房,三尖瓣赘生物于心尖四腔切面三尖瓣上可见浓密的"蓬草"样或"绒毛球"样或"棉絮"样回声(图 6-38、图 6-39)。

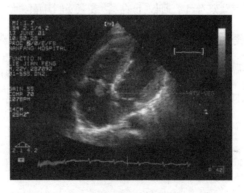

图 6-38　三尖瓣前叶赘生物(箭头所指)

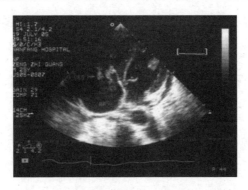

图6-39 三尖瓣前、隔叶赘生物(箭头所指)

动脉瓣上的赘生物,则于收缩期进入大动脉,而于舒张期脱入心室流出道。这种连枷运动,可以由附着在瓣膜上的赘生物本身所致,如条带状或杆棒状赘生物,以及有丝与瓣膜相连的赘生物。也可以是由于 IE 造成瓣膜和腱索损害,致瓣膜破裂和腱索断裂而引起的连枷状瓣膜。它极易引起赘生物部分或全部脱落,而致相应部位动脉栓塞。据我们的经验,超声检出连枷运动对 IE 的确诊很有意义。由于栓塞发生率很高,因而对预后和积极采取防治措施有指导意义。

**四、多普勒超声表现**

(1)感染性心内膜炎所致瓣膜赘生物,由赘生物致瓣膜关闭不全时,频谱多普勒和彩色多普勒表现与风湿所致瓣膜关闭不全相似。

(2)赘生物继发于原有心脏病时,频谱多普勒和彩色多普勒显示原有心脏病的相应表现。

**五、鉴别诊断**

(1)主动脉瓣赘生物所致的左心室流出道内异常回声,需与主动脉瓣脱垂鉴别,此时应密切结合其他临床资料和病史,而不应单单局限于超声检查。

(2)主动脉瓣赘生物所致的主动脉瓣内异常回声,需与主动脉窦瘤破裂鉴别,除病史不同外,在超声表现上后者应有窦瘤破入之心腔增大,此可资鉴别。

(3)主动脉瓣赘生物所致的左心室流出道内异常回声还应与膜型主动脉瓣下狭窄鉴别,但前者仅于舒张期出现于左心室流出道内,而后者则无论收缩或舒张均可见。

(4)由于瓣膜增厚、增粗、回声增强,无论二尖瓣赘生物或主动脉瓣赘生物,均需与风湿性二尖瓣或主动脉瓣病变相区别,这必须密切结合病史和其他临床资料。

(5)由于小于2~5mm的赘生物超声难以显示,不能因为超声未检出赘生物就排除感染性心内膜炎的可能,尤其是当临床其他资料高度疑及此病时。

(6)赘生物的形状和大小与病变程度无直线相关,不能单以它的大小和形状作为判定病变程度和治疗效果的唯一指标。

(7)一旦能确定为瓣膜赘生物,为防严重并发症的发生,应密切监视,尽早手术。

## 第四节　人工瓣膜

人工瓣膜的应用,改善了部分患者的心功能,提高了他们的生存质量,因而也挽救并延长了这部分患者的生命,在临床上愈显重要,也为超声工作者提出了新课题、新要求。

由于人工瓣膜与心脏组织和血液之间存在着明显的声阻抗差,使得超声对其显像成为可能。超声对人工瓣膜检查和观察的根本目的在于:通过观察人工瓣膜的工作情况,对其功能做出评价,以指导临床做出及时、正确的处理。人工瓣膜可分为金属球瓣和碟瓣及生物瓣三个类型。

### 一、球瓣

球瓣由瓣架(笼罩)、瓣座和瓣球三部分构成(图6-40)。

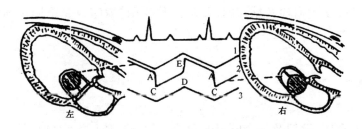

**图 6-40　S-E 球形二尖瓣人造瓣膜**

图示心电图与超声心动图的关系:1. 笼罩前缘;2. 瓣球活动曲线;

3. 瓣座;左为舒张期,右为收缩期

(一)M 型超声表现

图 6-40 所示为二尖瓣位球瓣。舒张期二尖瓣开放,瓣球向前活动,瓣球活动曲线向上,形成 DE 段及 EA 段,收缩期二尖瓣关闭,瓣球向后活动,瓣球活动曲线向下,形成 AC 段及 CD 段。其前方的粗大曲线为笼罩前缘,收缩期向前,舒张期向后(图中 1);在瓣球活动曲线后,与笼罩前缘曲线平行的粗大曲线为球瓣瓣座(图中 3)。

据武汉协和医院资料,正常时 AC 幅度平均为 11 mm,下降速度为 506 mm/s;DE 幅度平均为 11.2 mm,上升速度为 318.2 mm/s。

当人工球瓣发生血栓及粘连时,瓣球活动受限,AC 及 DE 的幅度和速度均会发生改变,笼罩内径亦可变小。整个人工瓣的各活动曲线会增粗并变得模糊不清。

(二)B 型超声表现

二尖瓣位球瓣,在左心室长轴切面及四腔切面,于左心房和左心室之间,其前座呈强回声带,而瓣球呈强回声团并位于左心室侧。收缩期瓣球的强回声团移向瓣座的强回声带,舒张期瓣球离开瓣座移向左心室。在二尖瓣口水平左心室短轴切面,可见瓣球的强回声团随心脏舒缩而时隐时现。

当人工瓣发生血栓及粘连时,瓣球活动受限,瓣座及笼罩回声增强并显得模糊不清。

**二、碟瓣**

碟瓣由瓣环、瓣架及一个倾斜的碟片三部分构成(图6-41),是较多应用的一型。近时做成一种双瓣片碟瓣,既可置于二尖瓣位也可置于主动脉瓣位。

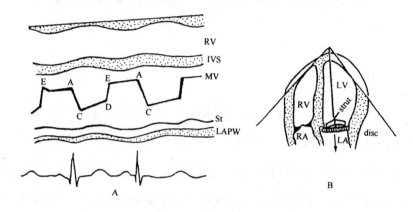

**图6-41　二尖瓣位碟瓣**

A.碟瓣之 M 型曲线(从心尖探查);B.心尖四腔切面观察(收缩期)

**(一)M 型超声表现**

图 6-41 示二尖瓣位碟瓣,从心尖部探查,收缩期二尖瓣关闭,碟片远离探头,其活动曲线下降形成 AC 波及 CD 段。舒张期二尖瓣开放,碟片靠近探头,其活动曲线上升形成 DE 波及 EA 段。此曲线的后方出现一随心脏舒、缩而活动的粗大曲线即为瓣环后缘(CT),其收缩期向前,舒张期向后。

据武汉协和医院报道,正常时 DE 开放幅度均值为 11.4 mm,开放速度均值为 490 mm/s,AC 关闭幅度为 10.6 mm,关闭速度为 596 mm/s。

当人工碟瓣发生血栓或粘连时,瓣片活动受限,瓣片的开放和关闭的幅度与速度均会减慢,瓣片回声也会增粗增强,曲线模糊不清。

### (二)B型超声表现

二尖瓣位碟瓣,在左心室长轴切面及心尖四腔切面,于左心房与左心室之间可见一组增强回声,即为碟瓣的支架和碟片的回声,并见此组回声随心脏的舒、缩活动而有规则地移动。在心尖四腔切面,由于声束与碟片活动方向一致,可看到呈"一"字形的强回声活动,舒张期向左心室侧开启,收缩期向左心房侧关闭。此时若使M型超声的取样线通过,则可显示碟片活动曲线。若有血栓及粘连等病损,除其回声异常增强外,还可见碟片活动明显受限(图6-42所示主动脉瓣位碟瓣)。

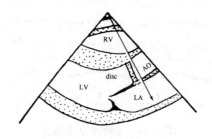

**图6-42　主动脉瓣位碟瓣**

### 三、生物瓣

用作生物瓣的材料有异种心包膜和心瓣膜、同种硬脑膜等。以牛心包制成的生物瓣并缝在钛钢支架上为多见。这种瓣膜既可置于二尖瓣位,也可置于主动脉瓣位。

### (一)M型超声表现

图6-43、图6-44为二尖瓣位人工生物瓣,在左心室内可见两条平行移动的、类似主动脉前、后壁的粗黑曲线,此即为支架的前、后缘(ST)。在两曲线中间有一类似主动脉盒样曲线的淡色曲线(MV):舒张期瓣膜开放,曲线分离靠近支架,收缩期瓣膜关闭,合拢成一条较粗的曲线。生物瓣发生病损时,这种规

律性的曲线活动会发生改变。

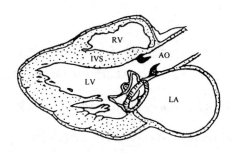

图6-43　二尖瓣位人工生物瓣

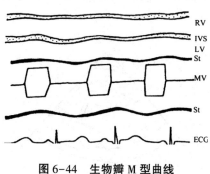

图6-44　生物瓣M型曲线

(二)B 型超声

如图6-43、图6-44所示,二尖瓣位人工生物瓣位于瓣环部,靠近主动脉根部和左心房部的两条强回声为金属支架(St),其内的纤细回声为生物瓣膜(MV),它完全依照正常二尖瓣的功能,于舒张期开放,瓣膜靠近支架,收缩期关闭,于支架中心形成一条细线状回声。

据武汉协和医院提出的正常生物瓣的标准应为:

(1)支架和缝线环轮廓清晰光滑,没有不规则的块状物附着在表面。

(2)支架和周围心壁的运动协调一致,不大于周围心脏组织的运动。

(3)正常瓣叶厚度不大于3 mm,若大于3 mm应考虑块状物形成。

(4)正常瓣叶活动规则,不出现快速的颤动。生物瓣植入日久有可能发生撕裂,他们又提出如下生物瓣撕裂的标准。

1.二尖瓣位生物瓣撕裂

(1)直接征象:M型曲线生物瓣活动幅度增大(超过19 mm),并出现收缩期和舒张期扑动。在二维超声心动图上,收缩期可见生物瓣瓣叶回声向左心房突出。

(2)间接征象:左心室增大,室间隔活动幅度增强等左心室容量负荷过重表现,并排除其他功能障碍者。由于大量二尖瓣返流,左心房亦明显增大。

2.主动脉瓣生物瓣撕裂

(1)直接征象:生物瓣活动幅度增大,出现高速扑动。

(2)间接征象:有左心室容量负荷过重表现,但左心房并无扩大。二尖瓣受主动脉返流血流冲击,可出现高速扑动。

此外,无论是人工机械瓣还是人工生物瓣在植入之后,有可能发生血栓、感染及瓣周渗漏、瓣环松脱等症。因而在做超声检查时必须细致观察,一经发现有过早的室间隔运动正常、瓣膜增厚、团块状回声、连枷状瓣膜、支架与心脏活动不协调、心脏明显扩大、瓣膜活动幅度过小及多普勒超声探及异常血流等情况,应予严密观察,以便及时确诊,正确处理。

# 第七章　心包疾病

心包是由浆膜层和纤维层构成的包裹心脏与大血管根部的纤维浆膜囊。其浆膜层很薄，表面光滑湿润，又可分为壁层和脏层。脏层覆盖于大血管根部和心脏的表面（心外膜），在大血管根部处移行为壁层。脏、壁两层之间的腔隙称为心包腔，内有少量浆液，在心脏搏动时起润滑作用。纤维层紧贴于浆膜壁层的外面，由致密结缔组织构成，比较坚韧，伸缩性很小，上部移行为大血管的外膜，下部与膈的中心腱紧密相连，前后及两侧与邻近结构有疏松结缔组织相连。心包腔深入主动脉、肺动脉与上腔静脉、左心房之间的部分，称为心包横窦；在左心房后面与肺静脉根部之间的部分，叫作心包斜窦（图7-1）。

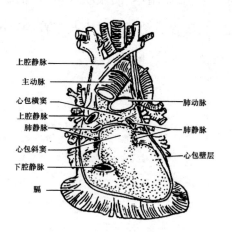

图7-1　心包解剖示意图

# 第一节　心包积液

正常心包腔内有 20~30 mL 液体,若超过 50 mL,即称之为心包积液。心包积液常常是某些疾病的并发症,如尿毒症,某些血液病、心力衰竭、外伤、心肌梗死、主动脉窦瘤破裂及心脏手术等。也可由病毒、细菌及肿瘤直接引发。

## 一、M 型超声表现

(1)少量心包积液时,仅于心室波群的左心室后壁之后可见三角形液性暗区,收缩期略宽,舒张期较窄;此时右心室前壁之前无液性暗区。

(2)中等量心包积液时,于心室波群、二尖瓣前后叶波群左心室后壁之后见较大液性暗区,于右心室前壁之前亦可见液性暗区。

(3)大量心包积液时,上述液性暗区增大,液面宽度增加。此时若将探头缓慢移向心尖,于大片液区内可见随心脏搏动时隐时现的回声,这就是所谓的"荡击波"征。此外,于二尖瓣前叶波群,甚至心底波群的左心房后壁之后亦可见液性暗区,这说明心包斜窦之内已有积液。

(4)大量积液时,心室充盈受限,腱索长度与心腔内径不成比例,可出现二尖瓣或三尖瓣脱垂。此时还可见到"心脏摆动征",即右心室前壁、室间隔和左心室后壁三者同向运动。

(5)亚急性和慢性心包炎,心包积液中等量以上,可于积液暗区内见到毛糙的条带状回声,这是纤维素渗出所致。

## 二、B 型超声表现

(1)少量心包积液时,仅于左心室长轴切面的左心室后壁之后见一弧形液性暗区,收缩期较宽,舒张期变窄;此时右心室前壁之前无液性暗区。

(2)中等量心包积液时,在左心室长轴切面,可见于右心室前壁之前经心尖至左心室后壁之后见一半环形液性暗区,但尚未超越房室环区(图7-2)。

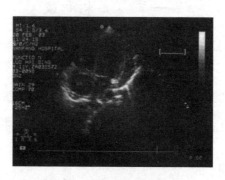

图7-2 中量心包积液(PE)

(3)大量心包积液时,于左心室长轴切面见包绕心脏的半环形液性暗区已超越房室环区,这是心包斜窦已有积液的表现。此时若作乳头肌水平横切面,则可见整个左心室被"浸泡"在液体内。

(4)大量心包积液而无包裹时,可见"悬吊"于大血管下的心脏在液体中自由摆动,收缩期向前,舒张期向后,称为"摇摆心"(图7-3)。

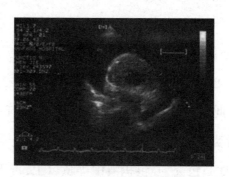

图7-3 大量心包积液(PE)

(5)大量心包积液时,心脏收缩期前移,摆动和旋转,液体挤压右心室流出道,可使右心室流出道变窄。

(6)二维超声还可提示不同的病理改变:若以渗出为主,心包腔呈无回声暗区;若以纤维素渗出为主,则于液暗区内可见随心动周期有规律出现的摆动的条带状回声,形如水草或飘带,故有人将其称为"水草征"或"飘带征";若为化脓性,则积液可局限或呈多房网格状,内可见点状强回声(图7-4)。

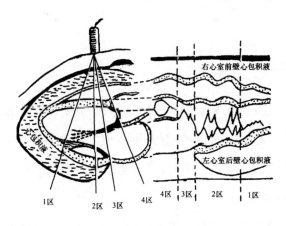

图7-4　心包积液示意图

### 三、心包积液的定量

若能定量心包积液,对判定疾病程度和指导临床治疗会起到很重要的作用,但至今没有精确的全定量的方法。北京徐南图等建议应用下述半定量方法。

(1)微量心包积液(<50 mL):心包腔无回声区宽3~5 mm,局限于房室沟附近,也可延续至左心室后下壁。

(2)少量心包积液(50~100 mL):心包腔无回声区宽3~5 mm,局限于房室沟和左心室后下壁。

(3)中量心包积液(100~300 mL):心包腔无回声区宽5~10 mm,主要局限于房室沟和左心室后下壁,也可少量存在于心尖区和前侧壁。左心房后方一般无积液。可出现室壁运动尤其右心室壁运动亢进。

(4)大量心包积液(300~1000 mL):心包腔无回声区宽10~20 mm,包绕整个心脏,心前区和左心房后方斜窦内出现无回声区宽5~15 mm,可伴有心腔缩小和心脏摆动征。

(5)极大量心包积液(1000~4000 mL):心包腔无回声区宽15~40 mm,后外侧壁和心尖无回声区最宽,心前区和左心房后方无回声区宽 20~60 mm,心脏受压,出现明显心脏摆动征。

**四、鉴别诊断**

(1)肥胖者或老年人,其心包膜下脂肪增多,环绕心脏呈低回声,最厚时可达 15 mm,易误诊为心包积液,应注意鉴别。但此种心包膜下脂肪前后比较均匀,即左心室后壁之后的暗区尚小时,右心室前壁之前即出现暗区,且其宽度两者相近。此点有助鉴别。

(2)后心包积液有时可能误为左侧胸腔积液,应注意鉴别。前者之内应可见心脏搏动征象而后者则无。如让患者坐位,胸腔积液多在肩胛线第 7~9 肋最清楚,而心包积液在胸前第 3~5 肋间。

# 第二节　缩窄性心包炎

缩窄性心包炎为急性心包炎的后遗症。它可发生于急性心包炎后的 2~8 个月内。若在急性心包炎后二年内发生心包缩窄征象,称为急性缩窄;一年以后者则为慢性缩窄。

缩窄性心包炎多数为结核性,也有化脓性、创伤性,还有由肿瘤及非特异性炎症所致者。它占心脏病的 1.25%~1.60%,在心包炎中占 1/5 上下。以 20~30 岁年轻人为多,男多于女,其比例为 1.5∶1。

缩窄性心包炎的主要临床表现有静脉压升高、颈静脉怒张、肝大、胸腔积液、下肢水肿及呼吸困难等。

**一、病理概要**

急性心包炎后,纤维组织显著增生、心包的脏、壁两层增厚、粘连,因而形成坚厚的瘢痕压迫心脏大血管根部。心包常增厚到 0.3~0.5 cm,有时可达 1.0

cm 以上。多数病例在心包内可查到透明样变性的结缔组织,有时也可查到结核或化脓性感染的肉芽组织。心包腔常为纤维组织所闭塞。心包增厚可广泛也可局限,约 1/2 病例心包有钙化。有时心包腔内可见到少量液体。由于心包的缩窄使心脏受压,限制了心室在舒张期的扩张,使进入心室的血量减少,以致心排血量减少,引发心率增加,最终导致体循环及肺循环瘀血,引发　系列临床症状。

## 二、M 型超声表现

(1)由于心包的纤维化、增厚及钙化,坚厚的心包限制了心脏的舒张,表现为心室波群左心室后壁于舒张中晚期运动平坦。

(2)当左心房收缩期时,由于左心室后壁向后运动受阻,舒张晚期室间隔向前运动显著。

(3)由于右心室及右心房受压、右心房压增高,下腔静脉回流受阻,管腔扩大且不随呼吸而发生改变。

(4)由于右心室舒张压极度增高,超过了肺动脉压,致使肺动脉瓣提前于舒张期开放。

(5)在心室波群,可显示心包增厚,回声增强。

## 三、B 型超声表现

(1)于左心室长轴切面及四腔切面,可见单层或双层心包增厚,可均匀地增厚,也可局限地增厚,最大厚度可达 10 mm。有时可在两层增厚的心包之间见到不规则的暗区,此即少量未能吸收的积液所致。钙化部位可见强回声(图 7-5)。

(2)在下腔静脉长轴切面,可见下腔静脉明显扩张。

(3)在四腔切面可见心室腔因受压而变小,心房腔正常或略大,故房与室的大小相近。

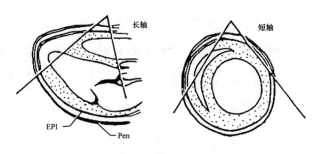

图 7-5　缩窄性心包炎

（4）吸气时回心血量增加，由于右心室舒张受限，可见房室间隔被推向左心房左心室侧。

### 四、多普勒超声表现

（1）用多普勒超声可测得右心房、右心室、肺动脉和左心室的内压，由于心脏舒张受限，因而上述部位的舒张压均明显增高。

（2）二尖瓣口血流频谱出现明显的舒张充盈受阻征象，即舒张早期流速增快，E 峰较高；而晚期充盈速度显著减慢，A 峰降低，因而 E/A 比值明显增大。

### 五、鉴别诊断

（1）检查出心包肥厚对诊断缩窄性心包炎具有决定性的意义。但由于心包回声易与心外组织回声混淆，应予注意。此时需密切结合临床，多切面仔细检查。

（2）缩窄性心包炎的血流动力学改变极似限制型心肌病，但后者有心肌肥厚，心腔变小和心尖闭塞等症可资鉴别。

（3）就血流动力学改变而言，本病还应与心包填塞征鉴别，但后者有起病急骤和大量心包积液等症可资鉴别。

# 第八章  心脏肿瘤

心脏肿瘤很少见,按发生部位可分为心腔肿瘤、心肌肿瘤和心包肿瘤及直接蔓延至心脏并影响心脏的心外肿瘤。按其起源又可分为原发性肿瘤和继发性肿瘤,绝大多数心脏肿瘤为继发性。原发性心脏肿瘤极少见(在心脏肿瘤中不足10%),但临床意义重要,其中又以黏液瘤最主要。

## 第一节  黏液瘤

黏液瘤是最常见的原发性心内良性肿瘤,约占心脏原发肿瘤的1/4,心脏原发性良性肿瘤的50%~75%。黏液瘤多发在心房,其中又以左心房最多,左心房与右心房之比约为(5~6):1。国内北京阜外医院统计的151例黏液瘤中单纯左心房黏液瘤138例(91%),单纯右心房黏液瘤9例(6%),右心房右心室兼有者1例,左心房左心室兼有者2例,单纯右心室者1例。本病多发于女性,约占60%;高发年龄在31~60岁约占70%。

左心房黏液瘤的临床表现酷似二尖瓣狭窄,包括心尖区第一心音亢进和隆样舒张期或收缩前杂音,有时尚可闻特征性的舒张早、中期的"肿瘤扑通声"。

### 一、病理概要

黏液瘤呈冻胶样团块,形态不规则,多呈分叶状、葡萄状或菜花状,少数为卵圆形。半数黏液瘤表面有许多米粒大或黄豆大的小突起。黏液瘤细胞呈散在或团状或条索状排列,间质疏松。瘤组织间有不同程度出血、纤维变性及钙化和坏死。心房黏液瘤多有蒂附着于房间隔卵圆窝附近,少数附于房室瓣及房室环的心房面。瘤蒂直径 0.2~0.3cm,长 0.3~2.0cm,一般为 1cm 左右。左心房黏液瘤所产生的血流动力学改变酷似二尖瓣狭窄,而右心房黏液瘤则与三尖瓣狭窄及缩窄性心包炎极其相似。

## 二、M 型超声表现

(1)舒张期黏液瘤随左心房血流进入左心房室口,因而在二尖瓣前后叶波群的二尖瓣前叶曲线的下方可见云雾状回声,此种回声于收缩期消失。

(2)黏液瘤于舒张期非完全性堵塞二尖瓣口,血液进入左心室受阻,左心房排空延缓,左心室充盈量减少,心室舒张时二尖瓣前叶向后漂浮减弱,而使其 EF 斜率降低,E、A 两峰间的凹陷降低以致消失,致使二尖瓣前叶曲线呈"墙垛"样改变(图 8-1、图 8-2)。

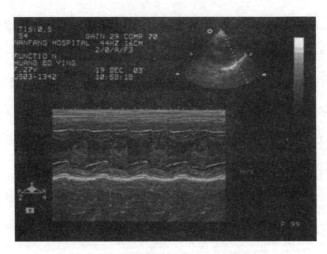

图 8-1　左心房黏液瘤(二尖瓣前后叶波群)

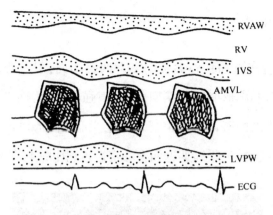

**图 8-2　左心房黏液瘤**

二尖瓣前后叶波群示二尖瓣前叶下方的云雾状回声,前后叶呈镜像运动

(3)左心房黏液瘤并不造成二尖瓣前、后叶粘连,因而其曲线呈镜相活动(图 8-3)。

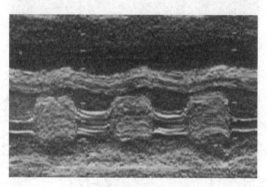

**图 8-3　左心房黏液瘤**

(4)黏液瘤于收缩期返回左心房,因而在心底波群的左心房内可见云雾状回声,并见心房扩大。

(5)若为右心房黏液瘤,则可于三尖瓣波群的三尖瓣前叶曲线下方见到云雾状回声。其余表现与左心房黏液瘤相似,但它是在右心波群出现。

### 三、B 型超声表现

（1）在左心室长轴切面、心尖及剑突下四腔切面,于左心房内可见轮廓清晰、边规整、大致呈椭圆形的团块状回声,回声强度中等,内部分布尚均匀。一般有附于房间隔中部的蒂带状回声与之相连。瘤体随心脏的舒张和收缩而活动,舒张期进入二尖瓣口,收缩期返回左心房腔内(图 8-4、图 8-5)。

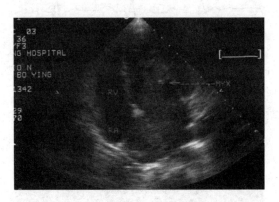

**图 8-4　左心房黏液瘤(Myx)**

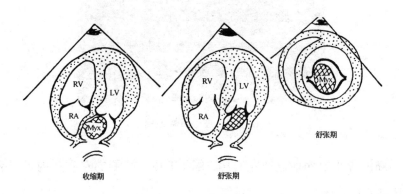

**图 8-5　左心房黏液瘤**

二维超声显示黏液瘤(Myx)于舒张期进入二尖瓣口,收缩期返回左心房

（2）在二尖瓣口水平短轴切面,舒张期二尖瓣口呈圆形并被团块状实性回声所充填,收缩期此团块回声消失。

（3）左心房扩大,而左心室相对较小。

（4）若为右心房黏液瘤，右心系统可有类似左心系统的改变。

## 四、频谱多普勒表现

（1）将多普勒取样容积置于二尖瓣口房侧或室侧，可分别录得由黏液瘤运动所致的低频高幅的频谱信号。

（2）在二尖瓣口，还可录得双向充填、呈方块形的舒张期射流频谱。

（3）取样容积置于左心室内，二尖瓣口的下方，可录得低频双向的舒张期湍流信号。

（4）在左心房内，可录得由黏液瘤所致二尖瓣关闭不全而造成的二尖瓣返流血流频谱。

（5）若合并肺动脉高压，可分别于右心室流出道内及右心房内，录得肺动脉瓣返流及三尖瓣返流信号。

## 五、彩色多普勒表现

（1）在舒张早期二尖瓣开放，心房血液流向二尖瓣口，血流束宽阔明亮，呈红色。在一很短的间隔之后，黏液瘤进入二尖瓣口，血流束消失。在黏液瘤的边缘与二尖瓣环之间出现窄细的多色斑点状射流束。射流束进入左心室后，形成五彩相间的湍流束。

（2）左心房内于收缩期可见蓝色返流束。

## 六、鉴别诊断

### （一）左心房内血栓

左心房黏液瘤应与巨大左心房血栓区别。左心房血栓多发生于二尖瓣狭窄合并房颤者。左心耳部小血栓易造成漏诊。左心房血栓的 M 型超声表现是：在左心房后壁之前和二尖瓣前叶之后，可见多层线状回声和不定形异常回声,在 4 区和 5 区均可见到。

在 B 型超声上,于左心室长轴、大动脉短轴及心尖四腔等切面,可见左心房内后壁或左心耳部有中强的回声团(图 8-6—图 8-8)。其特点是边界较清晰,面积较大,不活动,基底较宽,无瘤蒂。陈旧性血栓由于机化,回声常增强;反之,新鲜血栓回声弱,易漏诊。反复多次形成的血栓,回声密度不同,呈分层状,易于发现(图 8-9)。

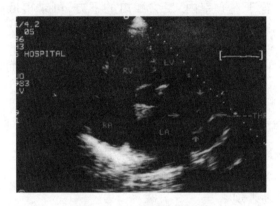

图 8-6　左心房血栓(THR)

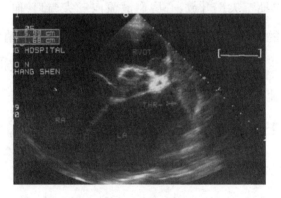

图 8-7　左心房血栓(THR)

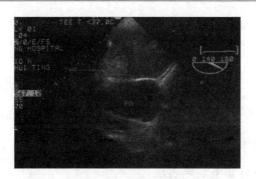

**图 8-8　经食管超声示左心房血栓(THR)**

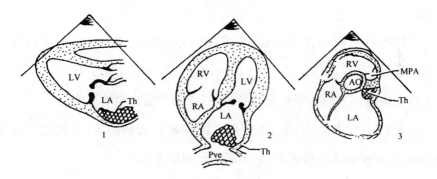

**图 8-9　左心房血栓**

二维超声于左心室长轴切面

1.心尖四腔切面;2.和主动脉短轴切面;3.显示左心房内及左心耳部血栓(Th)

(二)二尖瓣狭窄

在 M 型超声心动图上,二尖瓣前叶也呈"墙垛"样改变,但其后无云雾状回声,后叶由于粘连而与前叶呈同向活动。二尖瓣狭窄瓣膜均有增厚,而黏液瘤无增厚。二尖瓣狭窄与左心房黏液瘤的彩色多普勒射流束有如下区别点:

(1)前者起于二尖瓣环而后者起源于二尖瓣口;

(2)后者为多条射流束,而后者为单条射流束。

## 第二节　心肌肿瘤

心肌肿瘤极少见。可分原发性和继发性,原发性心肌肿瘤有横纹肌瘤、淋巴管瘤和淋巴肉瘤等,以横纹肌瘤多见。

心肌肿瘤一般有如下超声表现:

(1)在低而弱的心肌回声内出现细小点状或斑块状或线条状增强回声、纹理粗糙。

(2)肿瘤从室间隔发生,向右心室或左心室腔生长,常使心腔和流出道狭小。

(3)肿瘤边界一般清晰可辨,但转移瘤或恶性瘤边界不清楚。

(4)心肌厚度增加,心肌功能减弱。M型超声心动图上,室间隔的收缩和舒张幅度明显减小甚至接近消失,心肌增厚率接近零。

(5)若肿瘤病损波及心外膜,可产生心包积液。

(6)肿瘤较大,病变较严重时,可使心功能减低而引发一系列的血流动力学障碍。

## 第三节　心包肿瘤

心包肿瘤极为少见。可分原发性及继发性两类。原发性肿瘤有间皮细胞肿瘤(良性)和肉瘤(恶性)之分。继发性肿瘤常为胸部肿瘤转移而来,常见为支气管与乳房的癌肿蔓延至心包所致。淋巴瘤或白血病侵犯心包者亦非少见。

心包肿瘤可造成大量血性心包积液。若积血浓缩,心包纤维组织增生,可致心包缩窄改变。

心包肿瘤可有如下超声心动图表现:

(1)二维超声可于受侵犯的心包处见到非均质性浓密的回声团。若作动态观察,可见这个团块越来越大,回声日益增浓,大到一定程度可引起心脏压迫,造成一系列血流动力学改变。

(2)若为心包间皮细胞瘤,可见交织成网的杂乱回声充满整个心包腔。

(3)大量心包积液时,由于瘤细胞沉积和大量纤维素渗出,积液中可见絮状、条带状回声浮游飘移。同时可见心包积液所造成的一系列的血流动力学改变。

(4)造成心包缩窄时,超声心动图上可出现相应的改变。

# 第九章　肝脏疾病

## 第一节　解剖概要

肝脏是人体内最大和最重的实质性脏器,具有良好的声传导特性,且位置固定于右上腹腔,前方没有组织遮挡,所以,超声诊断肝脏疾病准确、方便、无创,是影像学检查的首选方法。

### 一、肝脏的位置与毗邻

肝脏大部分位于右季肋部,小部分位于上腹部和左季肋部,顶部与膈肌相邻。肝上界约平齐右侧第5肋上缘;右侧下界与右肋缘平行,左侧下界在剑突下约3 cm;右界对应右侧第7—11肋间;左界相当于左侧距正中线左侧5 cm的第5前肋处。肝脏上方为膈肌,故肝脏上面称为膈面;肝脏的右下方与结肠肝曲及横结肠、右肾、右肾上腺、胆囊、十二指肠毗邻,左下方与胃、胰腺毗邻,故肝脏下面称为脏面。肝脏右前方为右肋骨遮盖,后方则为右肺,左前方有胸骨、剑突和左侧肋骨,因此超声扫查时需注意避开骨和肺组织,多在肋间、肋下和剑突下进行检查。

### 二、肝脏的形态与大小

肝脏的立体形态呈近似楔形,右侧较大,厚而圆钝,左侧较小且偏薄。不同体型人的肝外形略有不同,矮胖型的人胸廓较大,其肝较宽,左叶常可超过左锁中线,多呈横位即长型肝;而瘦长的人则多呈垂直即短型肝;一般体型的人,则介于上述两者之间即中间型肝。

肝脏有两个面、四个缘。

膈面:膈面光滑隆凸,与膈穹隆一致。膈面左上部分以中心腱与心底相贴,有心脏压迹。后上方有一部分无腹膜覆盖的二角区,借结缔组织与膈相连即肝裸区。肝裸区腹膜反折和移行为冠状韧带,两侧冠状韧带于肝有缘汇合形成右三角韧带,分别与膈相连。冠状韧带向前伸延为纵向走行的镰状韧带,附着膈与前腹壁。镰状韧带内有脐血管退化形成的肝圆韧带,自门静脉左干的囊部经正中线右侧止于脐部。

脏面:即下面,与腹腔内诸多的脏器毗邻,形成多凸凹不平的压迹。脏面有两条纵沟和一条横沟,即呈"H"形。右纵沟前部为胆囊隐窝,右后纵沟为下腔静脉隐窝,即第二肝门。左纵沟前下半部为脐静脉窝,内有肝圆韧带,后上半部为静脉导管窝,内有肝静脉韧带。横沟为第一肝门,内有门静脉、胆管、肝动脉和淋巴导管出入。横沟长为3.2~6.0 cm(图9-1)。左右纵沟及其内容物有助于超声对肝脏分叶分段。

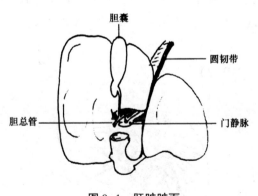

图9-1　肝脏脏面

肝脏四个缘为前缘、后缘、左缘和右缘。前缘又称前下缘或下缘,为肝脏体表投影的下界,锐薄,是肝脏肝门和脏面两个面明显的分界缘,有三个切迹,即胆囊切迹、脐切迹和右下缘切迹,后者为右叶间裂的标志,相当于第 8 肋间肋缘处。后缘又称后上缘,以脐静脉窝上口为界。左缘较锐薄,右缘较钝圆。

正常成人肝脏左右径为 18~25 cm,前后径为 10~12 cm,上下径为 15~17 cm,男性肝脏重 1500±100 g,女性肝脏重 1300±100 g,占体重的 1/36,胎儿与新生儿肝脏占体重的比例相对较大,占 1/6~1/20。肝右外下角 45°~75°,肝右前下角 30°~45°,左前下角是 30°~45°,左后上角 75°~120°,右后上角 120°~140°。

### 三、肝包膜

肝包膜由内层的肝固有纤维膜和外层的脏层腹膜组成。其脏层腹膜在肝脏的后上方处有一未包被肝脏的三角区,即肝裸区;在第一肝门部增厚并包绕肝门的血管和胆管。

### 四、肝实质和肝内管道结构

#### (一)肝实质

内有肝小叶和胆管、血管、神经、淋巴等。肝小叶约有 100 万个,是肝脏的基本结构和功能单位。

#### (二)肝脏血管(图 9-2)

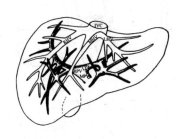

图 9-2　肝内静脉

IVC:下腔静脉;RHV:右肝静脉;MHV:中肝静脉;LHV:左肝静脉;

RPV:门静脉右支;LPV:门静脉左支;MPV:门静脉主干

1. 门静脉

门静脉系统的特点是两端都与脏器的末梢毛细血管丛连接,构成独立的循环体系,管腔内无瓣膜。门静脉由脾静脉和肠系膜上静脉在胰颈后方汇合而成,向右上方走行,在十二指肠球部后方进入肝十二指肠韧带,继续上行至第一肝门,分成左、右两支进入肝脏。门静脉在肝十二指肠韧带内位于胆总管和肝动脉之后,后面隔网膜孔与下腔静脉相邻。门静脉在肝十二指肠韧带内位于肝外胆管和肝动脉之后,肝动脉位于前内侧,肝外胆管位于前外侧,后面隔网膜孔与下腔静脉相邻。肝外胆管与胆囊管汇合处以上部分称为肝总管,以下部分称为胆总管。在靠近胰腺处有胃左静脉(冠状静脉)和胰十二指肠上静脉汇入门静脉,在肝门处有胆囊静脉汇入门静脉右支。

门静脉在第一肝门分为左、右两支入肝,右支长 1~3 cm,为门静脉主干略向右的延续,再分出门静脉右前支和右后支,后两者再继续分为段支。左支较长,与主干呈接近 90° 角分出,分为横部、角部、矢状部和囊部。横部长 2~4 cm,横部与矢状部呈约 90°~100°。矢状部长 1~2 cm。囊部为矢状部末端的膨大部分,与肝圆韧带相连。矢状部与囊部位于肝左叶间裂内,靠近左纵沟的脏面。门静脉左支向两侧发出左外上、下段支及左内叶支。

2. 肝静脉

肝窦静脉互相吻合汇合成许多细小的肝静脉,后者继续汇合成为上、下两组主要肝静脉。上组包括粗大的肝左、中、右静脉,注入下腔静脉上段,引流大部分肝脏血液。肝中静脉位于肝正中裂内,肝右静脉位于肝右叶间裂内,肝中静脉和肝右静脉是超声观察肝脏分叶的重要标志。尾叶和肝右后静脉血由下组肝静脉汇集而成。肝静脉走向与门静脉走向呈近似垂直交叉状。

3. 肝动脉

肝总动脉起自腹腔动脉,沿胰的上缘右行,并在胰颈附近分出向下行走的胃十二指肠动脉,主干的延续称为肝固有动脉。肝固有动脉折向右上行走,在肝十二指肠韧带内位于门静脉的前内侧,到达第一肝门后分为肝左、右动脉。后两者在肝内伴随门静脉分支行走。

(三)肝内胆管

肝内胆管由贸西胆管依次汇合成小叶间胆管、亚肝段胆管、肝段或肝叶胆管及左、右肝管,左、右肝管在肝门横沟内汇合成肝总管。多数情况下左、右肝管大部分位于肝实质外,但临床上将左、右肝管归入肝内胆管系统。左、右肝管汇合部以下成为肝外胆管。成年人右肝管较左肝管短且稍粗,与肝总管的成角较大。右肝管长约 0.88 cm,直径 0.35 cm,与肝总管成 129°角;左肝管长约 1.49 cm,直径约 0.3 cm,与肝总管成约 100°角。

**五、肝脏的分叶与分段**

肝脏的超声分区以肝内血管的 1～3 级分支为基础,多采用 Couinaud 分类法,将肝脏分为 5 叶 8 段(即Ⅰ～Ⅷ段)(图 9-3—图 9-5)。这种分类法主要根据肝脏的功能解剖单位,即肝内门静脉、肝动脉、胆管和肝静脉在肝内分布特点。在肝脏的这些功能解剖单位之间,主要是以肝裂和肝裂间隙中一些明显的边界结构相隔的。超声可以方便地显示一些边界结构,对肝脏进行外科解剖学分区,对于肝门病变的定位诊断以及临床肝部分切除手术具有重要的意义。

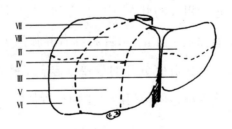

图 9-3　膈面所见肝脏分叶分段

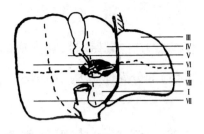

图9-4 脏面所见肝脏分叶分段

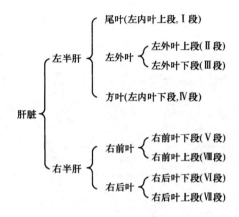

图9-5　肝脏分叶分段的标记

（1）肝中裂有肝中静脉走行，或胆囊纵断面的中线与第二肝门处下腔静脉左缘的连线，将肝脏分为左、右半肝。

（2）右叶间裂有肝右静脉走行，将右半肝脏分为右前、后叶。

（3）右前叶段间裂肝门横沟右侧至肝右缘中点的连线，将肝右前叶分为上、下两段（Ⅴ、Ⅷ段）。

（4）右后叶段间裂有肝右静脉第一分支（上后支）走行，右前叶段间裂肝门横沟右侧至肝右缘中点的连线为界，将肝右后叶分为上、下两段（Ⅵ、Ⅶ段）。

（5）左叶间裂肝圆韧带、门静脉左支矢状部及肝静脉韧带，将左半肝分为内、外两叶。

（6）自门脉左支矢状部中点向左、平行于门脉左外叶上下段支的沿线，或左肝静脉远端（肝左外叶内部分）的纵断面，将肝左外叶分为上、下两段（Ⅱ、Ⅲ

段)。

(7)尾叶(Ⅰ段)分段标志为肝静脉韧带、左支横部、下腔静脉范围内。尾叶与方叶(Ⅳ段,左内叶上段)的分界标志为门静脉左支横部。

## 第二节　探查方法及正常图像

### 一、检查前准备

检查前空腹 8 h,婴幼儿检查前禁食 3~5 h。急重症患者可不做严格要求。

### 二、检查体位

#### (一)仰卧位

是常规检查体位。两手平放于头的两侧,使肋间隙增宽,充分显露乳腺至下腹部,平静呼吸。

#### (二)右前斜位或左侧卧位

也是常用体位。右前斜位或左侧卧位时肝脏因重力而下移,胃肠左移,有利于检查肝右后叶,且可有助于显示仰卧位时隐藏在肋骨后的小病灶;如肝脏下移至肋缘下,则有利于经肋缘下探查位于肝脏靠近膈顶部的病变。超声引导下进行介入操作时也常采用右前斜位或左侧卧位。

#### (三)坐位或站立位

适用于肝脏位置偏高且卧位查示不满意时。

（四）右侧卧位

胃肠右移,有利于探查左半肝。

（五）俯卧位

用于探查右半肝及肝肾关系。

## 三、仪器

常用凸阵探头,探头频率成人一般用 3.5 MHz,小儿、体瘦者以及需要了解肝脏轮廓和浅表部位结构时可用 5MHz,肥胖者 2~2.5 MHz。宽频带且可变频探头将探头的中心频率调节至上述合适的频率。适当调节仪器的总增益和TGC,使肝脏的深浅部位回声均匀一致。彩色多普勒超声可显示肝脏血管的血流,彩色量程一般调节速度范围在 ±10~20 cm/s,使彩色充满血管而不溢出。频谱检测时调节基线和脉冲重复频率,以清楚显示完整的频谱形态,避免出现频谱倒错伪象。

## 四、扫查方法

在待检查部位体表涂以耦合剂,再将探头放置于体表,避开肋骨、剑突和肺气等干扰,按以下扫查方法顺序检查。

（1）右肋间斜切面探头垂直体表面,从右锁骨中线首先第4—5肋间附近开始,先探测肝脏上缘的位置,沿肋间逐一向右下扫查至肝脏下缘,且每一肋间均做扇形扫查。主要观察肝右叶及部分左内叶实质、肝内管道结构,以及肝与胆囊、下腔静脉、门静脉主干、肝外胆管、右肾和右肾上腺等毗邻结构的解剖关系。

（2）右侧腋前线-腋中线冠状切面扫查方向接近冠状面,略向后。主要观察肝右叶及与右肾、右肾上腺、升结肠与结肠肝曲的解剖关系。

（3）右肋缘下斜切面嘱被检查者深吸气,使肝脏位置下移。探头声束朝向右侧膈顶部附近,沿肋缘下从右向左移动探头并做扇形扫查。显示右肝全貌、右肾、胆囊、第一肝门、第二肝门、尾叶等。

(4)剑突下横切面探头移动至剑突下呈横向与体表面垂直,侧动探头向上做扇形扫查。显示肝左叶及门静脉左支,以及下腔静脉、腹主动脉、腹段食管与胃贲门部横断面等。

(5)剑突下纵切面转动探头,于剑突下纵向垂直体表面,左右侧动探头做扇形扫查。显示结构与剑突下横切面基本相同,但显示门脉左支矢状面、下腔静脉、腹主动脉、腹段食管与胃贲门部横断面的长轴切面。

(6)如果发现肝脏内病灶时,应多切面对病灶进行全方位的扫查及测量。

## 五、正常声像图及正常值

### (一)正常肝脏

#### 1.肝脏的形态轮廓

肝脏切面形态无论横切面、纵切面或斜切面均呈近似三角形,右叶的下缘角较圆钝,正常在75°以内,左叶下缘角较锐利,小于45°。肝脏包膜整齐光滑,呈细线状高回声。膈面呈弧形高回声,脏面内凹或较平坦,边缘较锐利,常可显示肝门部血管及韧带结构。因患者体型的不同,肝脏各个切面的声像图均可能有差异。

#### 2.肝实质

正常肝实质显示为细小均匀的中等强度回声,回声强度一般比肾实质回声稍强,但比胰腺实质回声稍弱,即介于两者回声强度之间。肝内管道结构走向平滑柔和,纹理清楚。靠近心脏和腹主动脉的肝脏轮廓和肝内管道随心动周期略有伸缩,提示肝质地柔软。

3. 肝脏门静脉和肝静脉

可显示一、二、三级,一级肝动脉也可能显示,呈自然解剖学走向。

(1)门静脉主干从第一肝门向肝内分支走行,分出左、右两个分支(一级分支),进入肝实质后再反复分支,且分支越来越小。右支及分支呈自然树枝状分布,左支及分支呈"工"字形结构((图9-6—图9-7)。门静脉主干及主要分支管壁较厚,所以管壁回声较强,容易与肝静脉区分。

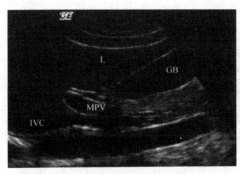

图 9-6 肝脏于右第6肋间斜切面图

L:肝脏,GB:胆囊,MPV:门脉主干,IVC:下腔静脉

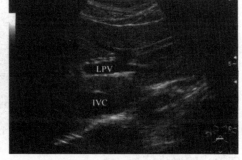

图 9-7 肝脏于剑突下横切面

IVC:下腔静脉,LPV:门脉左支,显示"工"字结构

(2)肝静脉主要有肝左静脉、肝中静脉和肝右静脉三大支,壁较薄,壁回声弱或不显示。三大支肝静脉呈扇形汇入下腔静脉(该处称为第二肝门),肝右静脉单独汇入下腔静脉,肝中和肝左静脉汇入下腔静脉前通常先合成一短干,也可分别汇入下腔静脉。肝静脉在肝内呈垂柳状分布,从肝边缘至第二肝门逐渐汇合,管腔内径也逐渐增大,靠近下腔静脉处可有明显搏动。肝静脉与门静脉在肝内呈叉指状垂直交叉分布,即肝静脉呈纵断面时,门静脉显示为横断面;反之肝静脉呈横断面时,门静脉则显示为纵断面。

(3)肝动脉:肝总动脉由腹腔干向右分出。肝固有动脉在肝十二指肠韧带内与门静脉和胆总管伴行,位于门静脉左前方,在第一肝门分为左、右两支。肝右动脉在门静脉与肝总管之间穿过,门静脉长轴切面上呈圆形横断面,有搏动,后与门静脉右支伴行。肝左动脉在门静脉左支横部与左肝管间呈细小管状结构。肝内小动脉较细,多不能显示。

4. 肝内胆管

肝内胆管多与门静脉及其分支伴行。门静脉的前方可显示左右肝管、肝总管和胆总管。肝总管和胆总管统称为肝外胆管,正常内径为4~6 mm,左右肝管内径为2~3 mm。较细小的肝内胆管较难显示完整结构。

(二)彩色多普勒超声检查

1. 门静脉

右肋间探测,门静脉主干、右支、右前支及其分支血流显示为连续的流向探头的血流信号,多显示为红色,右前支的分支呈"Y"字形。门静脉右后支由右支向右后分出。剑下向后上斜切扫查时,可显示门脉左支"工"字形结构,为流向探头的血流信号。

门静脉血流的频谱特征为朝肝流向的连续性低速波浪状的带状频谱,随呼吸运动轻微起伏,呼气时血流速度增快,波幅稍高,吸气时血流速度减慢,波幅较低。另外,也可随心动周期有所变化。

2. 肝静脉

右肋缘下或剑突下斜向上扫查,三支肝静脉均显示背向探头的离肝血流,多显示为蓝色,汇入下腔静脉。脉冲多普勒采样于距下腔静脉1.5~2 cm处。频谱呈位于基线以下负向为主的频谱,一般为三相型,少数呈四相型。三相型分别为S、D和a波。S波始于心电图R波之后,止于T波末,为心脏收缩期心房充盈,腔静脉血流回流右心房,肝静脉血流离肝加速,形成第一个负向波峰。D波始于T波末,止于P波之前,为心室舒张早期,右心房血流快速流入右心室,肝静脉血流再次快速流向下腔静脉而产生的第二个负向波,一般波幅略小于S波。a波始于P波之后,为右心房收缩使右心房部分血流返回下腔静脉,波及肝静脉,使血流方向逆转,产生一正向的小波。四相波则是在 S 波与 D 波之间的正向小波,称为 V 波,位于心电图 T 波末出现,即心室收缩末、舒张前。

### 3.肝动脉

肝固有动脉为位于门脉主干的前方偏左,血流颜色与门静脉相同,随心动周期有明显的色彩变化,收缩期血流色彩明亮,舒张期色彩暗淡。频谱显示为朝肝流向的、呈收缩期单峰的高速血流,正常为层流,收缩期上升较快而陡直,舒张期下降缓慢。肝门小动脉血流显示与测量比较困难,仅于肝门区显示左右肝动脉血流。

### (三)声学造影方法与正常图像

应用于肝脏的超声造影剂主要为增强血管(血液)的回声信号,即为血池示踪剂。超声造影剂多为微泡造影剂,微泡颗粒小于红细胞,外面包裹材料多为血清白蛋白、表面活性物质、糖类或磷脂类化合物、多聚物等,内包裹的气体为惰性气体。目前国内肝脏造影使用较多的造影剂为声诺维®(Sono Vue®)。

### 1.造影剂配制及使用方法

(1)利用造影剂配套或非配套的静脉穿刺针建立静脉通道,连接三通管。

(2)将配套的辅助装置按照说明书装配在造影剂药瓶上。

(3)往药瓶内注入 5 mL 生理盐水。

(4)用中等力度摇晃药瓶 20 s 后可见药瓶内溶液为乳白色混悬液。

(5)根据不同部位及不同造影需要用 5 mL 注射器抽取适量的造影剂,肝脏声学造影多注射 2.4 mL 造影剂,但不同超声诊断仪根据不同的造影目的,所使用造影剂的量也不完全相同。

(6)经外周静脉(多选择肘部较粗的血管,如肘浅静脉)团注超声造影剂并同时计时。静脉推注造影剂后应尾随注射 5~10 mL 生理盐水以冲管,注射针头直径不小于 20 G,以减少注射时对造影剂微泡的机械破坏。配制造影剂时应注意不要注射空气进入药瓶内,造影剂配制后不能放置过长时间,需密封保存,在 6 h 内使用完,放置后再次使用需稍加摇晃。

2. 注射造影剂的禁忌证

(1)患者对造影剂成分过敏,有药物及食物过敏史;患者有过敏体质。

(2)特殊人群:孕妇或哺乳期妇女,18 岁以下少年,患有活动性结核病。

(3)患者患有严重疾病:①Ⅳ级心力衰竭、肝肾衰竭;②严重慢性阻塞性肺疾病和呼吸障碍;③急性心肌梗死和不稳定型心绞痛;④未控制的高血压和严重心律失常;⑤严重的心瓣膜疾病;⑥发绀型先天性心脏病;⑦重度肺动脉高压;⑧败血症或严重的全身感染;⑨全身高凝状态或已有血栓形成;⑩严重的精神或神经系统疾病。

3. 低机械指数谐波成像技术

对肝脏局限性病变的诊断与鉴别诊断帮助较大,已广泛应用临床。

(1)低机械指数(MI)谐波成像将机械指数设置在 0.2 以下,造影剂微泡在声场中因共振产生连续的谐波信号,可以进行连续实时观察造影增强的全过程。低机械指数技术的超声强度对造影剂微泡的破坏极少,同时又减少了组织谐波的干扰,可以获得纯净的造影剂二次谐波的实时图像,从而实现对微小血管和病灶造影增强的各时相的实时动态观察。操作过程如下。

①超声图像显示待观察的肝脏目标(病变、血管等),设置低机械指数条件,此时仅可显示一些大的血管结构和膈肌等,而组织细微结构不显示或微弱显示。

②经外周静脉(如肘浅静脉)团注超声造影剂并同时计时。

③实时观察血管和病灶造影增强的各时相并存储连续的图像。如造影的目的是鉴别病变的性质,连续观察病变造影增强的超声图像;如造影的目的是探测(寻找)病变,则在各时相内对肝脏进行全面扫查,对肝脏的各切面扫查也应在 4~6 min 内完成。

④回放分析存储的图像。

正常情况下,肝脏造影增强的各时相为:a.动脉相一般指注入造影剂后至门静脉显影之前(约前 30 s);b.门脉相门脉显影至 120 s;c.延迟相注入造影剂120 s 后,可持续数分钟至 10 min。

(2)高机械指数谐波成像:由丁高的机械指数使造影剂微泡破裂,高机械指数谐波成像主要应用于探测(寻找)肝内病变,如为鉴别病变的性质则在三个时相做短暂的间断扫查。具体步骤过程与低机械指数谐波成像相似。

①造影前仪器的设置为高机械指数。注射造影剂时先停止扫查(可冻结图像)。

②经外周静脉注射超声造影剂并尾随注入生理盐水。

③高机械指数谐波成像目的为探测(寻找)肝内病变时,于延迟相(一般于注射造影剂后 2~5 min)开始超声扫查,扫查肝脏各切面并存储连续的图像。如造影的目的为鉴别病变的性质,则在三个时相做短暂的间断扫查。

④回放分析图像。肝脏各类病变在声学造影表现有一定的规律可循,特别是对病变的良恶性的鉴别有较大的帮助。良性病变的特点是"慢进慢出",即动脉相增强较慢,门脉相和延续相持续增强,各种良性病变在动脉相又可表现为不同的增强类型。恶性病变的特点是"快进快出",即动脉相快速增强,门脉相和延迟相迅速消退。也有些病变可不甚典型的,如小的肝细胞癌可有动脉相快速增强而门脉相和延迟相消退缓慢,应结合病变的病理特点(血管分布特点)进行分析。

(四)超声弹性成像技术

1.定义

利用外部装置或体内运动,对组织施加一个压力,超声探头采集组织压缩前后的信号,利用计算机对信号进行分析,然后在显示器上显示组织内与弹性系数有关的参数分布的技术称为超声弹性成像（ultrasound elastography，UE）。超声弹性成像技术可以在体外定量或半定量的测量体内脏器组织硬度，弥补了传统超声无法获取体内组织弹性信息的不足。

2. 技术简介

1991 年由 Ophir 等提出弹性成像的概念后，弹性成像技术的发展非常迅速，经过几十年的发展，逐步发展为一种实时的成像技术，并在超声领域广泛应用于肝脏、浅表小器官（如乳腺、甲状腺）等方面。与肝脏有关的超声弹性成像的技术主要有以下几种：

（1）瞬时弹性成像（transient elastography，TE）：瞬时弹性成像的超声探头有一个振动器和一个频率为 5 MHz 的超声换能器。振动器产生的振动（频率为 50Hz，振幅为 2mm）穿过皮下组织及肝脏组织，在声压的作用下使组织位移产生剪切波，利用相关分析的方法可估算感兴趣区域的位移速度。剪切波的速度与组织硬度直接相关，利用杨氏模量计算出感兴趣区域的弹性模量值。

瞬时弹性成像技术主要用来评估各种病因引起的肝纤维化，以及其他肝脏病变如非酒精性脂肪性肝炎（NASH）、原发性胆汁性肝硬化、移植肝等。

（2）声辐射力脉冲量化（acousticradiation force impulsequantification，ARFI quantification）：声辐射力脉冲量化技术的原理是通过探头向体内发射约 2.6MHz 短暂的声脉冲。垂直发射到组织的声脉冲使组织发生形变并产生剪切波，然后使用电子系统采集组织内反馈的信号，进而估计组织弹性模量。声辐射力脉冲量化技术可以在二维超声引导下选择性的对感兴趣区域的某一点进行测量。所以该技术又称为点剪切波弹性成像技术（point shear-wave elastography，pSWE）。

声辐射力脉冲量化技术不但可以应用于肝脏弥漫性病变，还可应用于肝脏局灶性病变，如肝脏肿瘤良恶性的鉴别诊断。

（3）2D-剪切波弹性成像（two dimensional shear wave elastography，2D-

SWE):2D-剪切波弹性成像的超声探头可发出多束不同角度的声束,声束在体内聚焦形成了剪切波源,此剪切波源快速垂直向深部移动,利用"马赫锥"(Mach Cone)原理,产生的剪切波在体内组织横向传播,然后利用极速超声成像技术采集剪切波速度并计算出组织的弹性模量。该系统具有大小及位置可调的感兴趣区,当冻结图像后,可显示感兴趣区内任意位置的弹性模量的各项数据。目前,该技术主要用于慢性肝病引起的肝纤维化。

(4)压迫性弹性成像:体内组织受到来自体外(探头施压)或体内(心动周期中心脏或大动脉的搏动)的压力产生一定程度的变形,组织的变形程度与其硬度有关,通过处理激励引起的各种组织变形或应变程度可编码形成彩色图像,一般以红色代表较软的组织,蓝色代表较硬的组织。压迫性弹性成像技术不是一个定量的测量,而是一个定性或者半定量的测量。由于该技术能够实时显示组织硬度的变化,所以又有学者称之为实时弹性成像。

压迫性弹性成像技术主要使用线阵探头评价浅表器官(如乳腺、甲状腺等)的病变特征,现也开始研究用于评估慢性肝病等。

### (五)正常值

#### 1. 肝右叶最大斜径

于右肋缘下肝右叶最下缘处扫查,显示肝右静脉汇入腔静脉处或显示门静脉右前支的横断面,测量肝脏前后缘之间的最大距离(图 9-8)。正常不超过 12~14 cm。

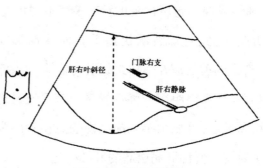

图 9-8　肝右叶测量

2. 肝右叶前后径在肋间斜断

面测量肝脏前后缘间的最大垂直距离,正常测值为 8~10 cm。

3. 肝左叶的前后径和上下径通过腹主动脉的垂直纵切面

测量肝左叶前后径和上下径(图 9-9)。肝左叶前后径不超过 5~6 cm,上下径不超过 9 cm。

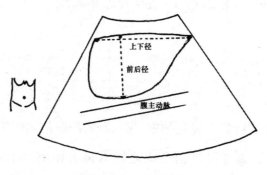

图 9-9　肝左叶测量

4. 门静脉主干

正常内径为 0.5 ~ 1.3 cm,平均血流速度为 14 ~ 20cm/s,血流量为 600~1200 mL/min(平均约 850 mL/min)。左、右支内径最大为 1.0cm,段支内径为 3~5 mm。门静脉内径可随呼吸略有变化,吸气时变小,呼气时增大。进食、运动、饮水后,门静脉速度和血流量均可增加。正常肝脏的血液供应 75% 来自门静脉,25%来自肝动脉。

5. 肝固有动脉

正常内径 0.3~0.6 cm,受血管壁舒缩的影响,管径呈周期性变化。正常收缩期最大血流速度($V$max)或收缩期峰值血流速度(PS)40~60 cm/s。中等阻力,阻力指数 0.50~0.70。

6. 肝静脉

正常肝右静脉或肝中静脉内径为 0.70~1.1 cm,肝左静脉较细小约0.5 cm。

## 第三节 肝脓肿

### 一、病理概要

肝脓肿分为细菌性和阿米巴性两大类。细菌性肝脓肿是由化脓性细菌如大肠埃希菌、葡萄球菌或链球菌侵入肝脏所致,其入肝的途径主要为经门静脉、胆管系统、肝动脉以及由邻近的组织直接侵入,少数由于开放性肝损伤合并感染。细菌侵入肝脏后引起炎症反应,形成较多的小脓肿,如经及时有效的治疗可以机化吸收;密集的小脓肿可融合成较大的脓腔。脓肿的中心为浓稠的脓液和坏死组织,外周可有纤维组织包绕的壁,厚薄不一,内缘不平整。

阿米巴肝脓肿是肠道溶组织内阿米巴滋养体通过门静脉或胆管到达肝脏,也可以从肠壁直接侵入肝脏,在肝内引起肝组织溶解坏死。早期为数个小的脓肿,以后逐渐融合成大脓肿。以右叶多见。典型脓肿内含有咖啡色或巧克力色的棕红色果酱样脓汁及尚未完全液化坏死的肝组织、血管和胆管等结构。

慢性肝脓肿在脓肿周围有肉芽组织增生、纤维化形成的较厚的壁。来自胆管的脓肿常有胆管感染的表现,脓肿多发,且可与胆管相通。

临床表现为发热、肝区疼痛、肝大伴压痛等。肝脓肿多位于肝右叶,可为单发或多发。细菌性肝脓肿常起病急,有寒战、高热,肝区疼痛及肝大明显,甚至出现黄疸、消瘦、贫血等并发症。阿米巴性肝脓肿则多起病缓慢,症状也较轻。

**二、二维超声表现**

两种类型的肝脓肿的超声表现表现相似,不易鉴别。肝脏肿大,肝内出现占位病变,可伴发右侧胸腔积液。根据病理演变,脓肿有不同的表现。

(一)脓肿初期

由于脓肿尚未液化,病变在肝脏局部显示为低至中等回声区,形态呈类圆形或不规则形,边界不清楚、不规则(图 9-10),内可有粗大的光点或不规则稍强光团。后方回声可轻度增强。

(二)脓肿形成期

(1)脓肿液化不全时,内呈蜂窝状,不规则无回声区内夹杂光点和高回声光团。有脓肿壁存在,但不平整,边缘也不平滑,后壁和后方回声轻度增强(图9-11)。

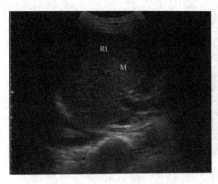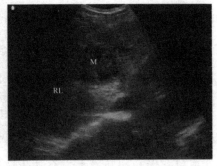

图 9-10　早期肝脓肿　　　　　图 9-11　液化不全肝脓肿

M 肝脓肿,RL 肝右叶

(2)脓肿完全液化时,一般无回声较均匀,仅有少许光点回声。暗区周边轮廓清晰,有的外周可见回声增强带即脓肿壁,厚 3~5 mm,壁的内缘不平整,呈"虫蚀状"(图9-12),壁外周可有弱回声环绕(声晕)。后壁和后方回声增强,有内收的侧边声影。有的可出现自上而下的由细到粗的分层,转动体位时分层消失,内可见弥漫的光点漂浮,静卧后漂浮光点逐渐沉降并恢复分层现象。如脓液脓稠并含有较多坏死组织时,脓肿呈较均匀的低回声,易误为实质性病变。产气杆菌感染者无回声区前部可见气体强回声,后方有彗星尾征。

(3)慢性肝脓肿壁较厚,可达1~2 cm,不光滑,回声较强。脓肿内的坏死物多,呈不规则的光团与光点。

(4)肝脓肿吸收期表现为脓肿暗区逐渐缩小,内可有残存的光团回声,最后无回声区消失,或仅残留小的高回声斑块(图9-13),以后也逐渐消失或形成钙化斑。

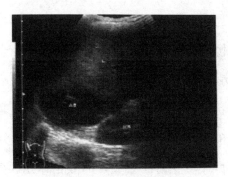

**图9-12 典型肝脓肿**

AB 肝脓。肿;L 肝脏;RK 右肾

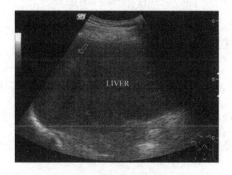

**图9-13 肝脓肿吸收期**

箭头所指为肝脓肿脓液吸收后残留的高回声斑块,LIVER 肝脏

### 三、彩色多普勒和频谱多普勒表现

脓肿初期,因病变区有明显的充血水肿,病灶内及边缘可见斑点状或条状的彩色血流,频谱显示为搏动型小动脉血流,阻力指数为低阻力型。脓肿液化后,在脓肿的周边可检出较丰富的血流信号,有的在脓肿壁上也可见血流显示,频谱显示主要为阻力指数降低的动脉型血流,也可有连续的静脉型血流显示,但无畸形的或高速的(有动-静脉瘘)血流显示。由于细菌性肝脓肿的炎症反应比阿米巴性肝脓肿来得更急剧,也更容易检测到血流信号,阿米巴性肝脓肿检测到的血流信号较少,有些可无血流信号显示。

### 四、声学造影表现

依肝脓肿内液化情况有不同的表现。肝脓肿内部完全液化后的典型造影增强表现为:动脉相病灶周边环状增强,与周边炎症充血有关,中央无增强;门脉相周边为高回声环状增强或等回声增强,中央无增强;延迟相增强的部分无明显消退。液化不全的肝脓肿,于各时相见病灶内部呈分隔增强或呈网状增强,小脓腔互相融合时可呈"花瓣征",大片的液化坏死区各时相为无增强。肝脓肿所在的肝段可因炎症反应增强高于其他肝段。肉芽组织增生较多的肝脓肿声学造影表现可不典型,需与胆管细胞癌相鉴别。

### 五、鉴别诊断及注意事项

细菌性肝脓肿患者病情常较重,临床表现为寒战、高热、肝区疼痛、肝大与明显压痛,血常规检查白细胞和中性粒细胞常明显升高。阿米巴肝脓肿临床表现为发热、肝区疼痛及肝大伴压痛等。典型的肝脓肿临床容易诊断,少数症状轻微者不易确诊。

## 第四节　肝硬化

### 一、病理概要

肝硬化是常见的慢性肝脏疾病,由于肝细胞弥漫性变性、坏死、纤维组织增生和肝细胞结节状再生,这三种病理改变反复交错进行,使肝小叶结构和血循环的破坏和重建,形成假小叶,导致肝脏变形、变硬,形成肝硬化。

肝硬化的分类方法有很多,我国常采用的是结合病因、病变特点和临床表现的综合分类方法,分为门静脉性、胆汁性、坏死后性、淤血性、寄生虫性和色素性肝硬化等。其中以门静脉性肝硬化最为常见,多数是由于肝炎后引起,其次为胆汁性、坏死后性和淤血性。1974年国际肝胆疾病会议对肝硬化按病理改变进行分类:①小结节性肝硬化:结节较小,均匀,直径在3 mm以下,相当于门静脉性肝硬化。②大结节性肝硬化:结节大小不均,最大的直径达3 cm,相当于坏死后肝硬化。③混合性肝硬化:即小结节与大结节混合存在。④不完全分隔性或多小叶性肝硬化:有明显纤维分隔,并伸入小叶内,但肝小叶分隔不完全,纤维组织可包围多个小叶,形成较大的多小叶性结节。

肝硬化后期因门静脉血流回流受阻,导致门静脉高压,表现为脾大、腹水、胃肠淤血和侧支循环形成,侧支循环表现主要有食管和胃底静脉曲张、脐周静脉和腹壁静脉曲张、直肠下段周围静脉曲张(痔疮)、门脉系统与腹膜后小静脉交通开放、脾肾静脉开放等。正常肝脏的血液供应75%来自门静脉,25%来自肝动脉。肝硬化时门静脉血供受阻,主要由肝动脉代偿性,肝动脉粗大并有分支与门静脉的小分支吻合,进一步加重了门静脉高压。另外,长期门静脉高压,沿门静脉周围形成大量代偿的侧支静脉,后者越过门静脉血流阻滞部位与肝内静脉分支沟通,即门静脉海绵样变。

## 二、二维超声表现

### (一)肝脏大小和切面形态

肝脏切面形态失常,肝包膜不均匀增厚,肝表面凹凸不平,呈细波浪状(结节大小为 3~5 mm 时)、锯齿状(结节大小为 0.5~1 cm 时)、波浪形(结节大小为 1~2 cm 时)及驼峰状(结节大于 2 cm 时)等,一般门静脉性肝硬化以前两种多见,坏死后性肝硬化则以后两种多见,膈下有腹水时更易于观察。肝脏各叶比例失调,门静脉性肝硬化首先是肝右叶缩小,早期左叶可代偿性肥大,后期也萎缩,尾叶代偿肥大。坏死后性肝硬化肝各叶大小比例失调。肝缘角变钝或不规则。

### (二)肝实质

肝内回声弥漫增粗,分布不均匀。肝内出现弥漫分布的数毫米大小的斑点状、条索状、线状的高回声。有时肝内有网状高回声,网格较细,分隔并围绕不规则的肝实质(图 9-14)。血吸虫性肝硬化则见较粗大的网格。再生结节较大时可观察到近圆形的低回声团,边界清楚(图 9-15)。肝脏透声性差,远端回声降低。

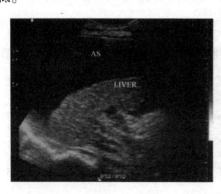 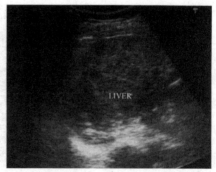

图 9-14　门脉性肝硬化　　　　　　　　图 9-15　血吸虫性肝硬化

LIVER 肝脏,AS 腹水

(三)肝内外血管

肝硬化后期,肝内血管粗细不均匀,纹理紊乱。

(1)门静脉:由于肝内正常结构逐渐消失,增生的假小叶增多,肝内血管的异常改变,可导致门静脉压力增高,使门静脉主干增粗,门静脉分支扭曲、变细、管壁回声增强。门静脉左右支粗大,段支以下分支细小、减少。脾静脉和肠系膜上静脉增粗。肝硬化门静脉高压时,门静脉血流速度十分缓慢,可出现门静脉血栓,表现为门静脉内出现片状和团状光团回声,完全或部分填塞管腔。门静脉血栓常见于门静脉高压断流术脾切除后,由于脾亢症状解除后血小板破坏减少,呈高凝状态,门静脉血栓易形成。

(2)肝静脉肝静脉变细或粗细不均匀,走向迂曲、僵硬,末梢支显示减少。

(3)肝动脉肝硬化门静脉高压时,门静脉血流回流受阻,肝动脉代偿性增粗,内径可达 0.4~1.0 cm,管壁明亮,有搏动性。肝固有动脉和左右肝动脉较粗大而较易于显示。

(四)门静脉高压

(1)门静脉主干内径增大,脾静脉内径增宽、迂曲,肠系膜上静脉增粗,肝静脉变细。门静脉、脾静脉和肠系膜上静脉内径不随呼吸而发生改变。

(2)脾大,厚径和长径均增大,包膜回声增强、增粗。

(3)胃左静脉(冠状静脉)增粗。正常胃左静脉平均内径约 2 mm,门静脉高压时其内径>0.5 cm,走向迂曲,较易于显示。胃底和食管曲张时在胃底和食管下端附近有时可见迂曲、扩张管状结构。

(4)脐静脉开放:肝圆韧带内出现一管状无回声,自门静脉左支囊部沿肝圆韧带内上行至脐部(图 9-16)。

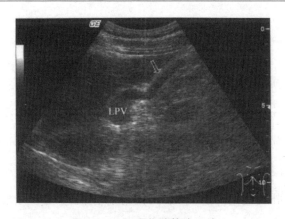

**图 9-16　肝硬化脐静脉开放**

箭头所指为重新开放的脐静脉 LPV 门静脉左支矢状部

（5）脐周静脉曲张：脐周腹壁内见成丛状、团状的、串珠样的管状结构。

（6）脾门附近和腹膜后侧支循环形成：显示为粗细不均的迂曲管状回声，脾门附近侧支向右前上方延伸，止于胃体部。脾静脉-左肾静脉交通时于脾门部或肾门部可见迂曲的管状无回声连接脾静脉与左肾静脉。

（7）门静脉海绵样变：在第一肝门附近出现网状交错的管状或圆形无回声，呈蜂窝状，似"海绵样"，可沿门静脉左、右支延续至肝内，有的可管状结构较粗大，类似正常的门静脉。肝内门静脉可因纤维化闭锁，呈条索状强光带结构。

（8）小网膜增厚：由于小网膜内迂曲扩张的胃左静脉、淋巴管扩张以及小网膜水肿所致。

（9）胆囊壁水肿增厚，呈"双边影"，与门静脉高压后胆囊静脉血液回流受阻和血浆白蛋白降低有关。

（10）腹水：少量腹水时，多出现于肝肾间隙、肝周与盆腔；腹水量大时，腹水包绕肝脏，腹腔内见大片无回声区，肠管及系膜浮游于腹水无回声区内，呈"蘑菇云形"。

### 三、彩色多普勒与频谱多普勒超声表现

#### (一)门静脉肝硬化早期

门静脉血流可无明显改变,或血流稍增快。肝硬化引起门静脉高压时,门静脉血流增宽,流速减慢,血流速度低于正常,流速度极慢或难以检测出血流,或出现离肝血流(血流束呈蓝色),门静脉频谱波动随呼吸的变化消失。门静脉血栓时门脉血流变细、充盈缺损或无血流显示。门静脉系海绵样变时,门静脉外周管状、圆形的无回声内为显示为静脉血流。

#### (二)肝静脉

彩色多普勒显示肝静脉呈细窄迁曲或宽细不均的蓝色血流或无血流信号显示。频谱多普勒检测,肝静脉血流的三相型波消失,呈二相或单相频谱,即呈平坦无波动型,类似门静脉血流频谱,称假性门静脉型。

#### (三)肝动脉

肝动脉血流色彩明亮而易于显示,肝内可显示的肝动脉血流增多。频谱检测,肝动脉血流速度加快。由于肝内动脉与门静脉分支之间存在广泛交通,可出现肝内肝动脉-门静脉短路,彩色多普勒显示肝内局部出现明亮的花色血流,脉冲多普勒检出门静脉内的血流呈现搏动性频谱,甚至出现门静脉逆流现象。脾动脉可增粗,血流速度快而色彩明亮。

#### (四)门静脉高压侧支循环

(1)脐静脉重新开放:在圆钿带内管状无回声内见持续的离肝血流信号,色彩较暗淡,由于其速度缓慢,检测时须注意调节仪器的设置条件。频谱显示为一持续的、离肝流向的低速静脉型血流频谱。

（2）胃左静脉（胃冠状静脉）扩张彩色多普勒显示胃左静脉内血流流向胃底方向，频谱为持续的静脉型。

（3）胃底-食管静脉曲张：胃底和食管曲张时在胃底和食管下端附近的管状无回声区内可显示红蓝血流信号，呈静脉型频谱。有时在贲门附近的黏膜面可以显示点状血流信号。

（4）脾门部周围血管扩张：由于胃短静脉丛扩张、迂曲，脾、肾静脉间和胃、肾静脉间侧支循环，脾门部出现的蜂窝状或蚯蚓状的无回声区显示深蓝色、暗红色的血流信号，频谱显示为连续的静脉血流频谱，其间因脾动脉也扩张而显示明亮的搏动性动脉血流。脾静脉—左肾静脉交通时，交通支显示流向肾静脉血流。

（5）脐周腹壁静脉扩张：显示为红或蓝色低速静脉型血流，一端与扩张的脐静脉相通至肝内。有的可见动静脉瘘出现花色的高速血流频谱。

### 四、声学造影表现

肝硬化时，因门脉血流回流受阻，肝实质造影增强的主要表现为门静脉相延迟，门静脉相持续时间延长，肝实质增强的强度也较正常弱。肝硬化再生结节的典型造影增强模式有两种，一种为各时相均表现为等增强，即表现为与正常肝实质一致的增强；一种为动脉相无或低增强，门静脉相与延迟相为等增强。少数增强不典型的再生结节主要表现为动脉相增强呈低、等或高增强，延迟相则为等增强或低增强。

### 五、超声弹性成像

#### （一）瞬时弹性成像（TE）

瞬时弹性成像技术可用于评估慢性病毒性肝炎患者的肝纤维化程度，但难以精确的分辨出各级肝纤维化，可鉴别无/轻度纤维化、明显纤维化和肝硬化。

当明显肝纤维化(F≥2)时,肝硬度测值大于 6.9 kPa,敏感度为 69.6%,特异性为 89.6%;当严重肝纤维化(F≥3)时,肝硬度测值大于 8.0 kPa,敏感度为 89.2%,特异性为 88.8%;而肝硬化(F=4)的测值则大于 11.6 kPa,敏感度为 91.7%,特异性为 96.8%。这对肝纤维化治疗方案的制订有着重要的作用。ALT 值是影响瞬时弹性成像技术对肝硬度测量的独立因素,体质指数(BMI)>30 kg/m$^2$、大于 52 岁、2 型糖尿病的患者瞬时弹性成像技术检测成功率偏低,但非酒精性脂肪肝对肝纤维化的测量值并无太大影响。

(二)声辐射力脉冲量化技术和 2D-剪切波弹性成像技术

声辐射力脉冲量化技术评估肝纤维化程度:当明显肝纤维化(F≥2)时,肝硬度测值大于 1.34 m/s,敏感度为 79%,特异性为 85%;当严重肝纤维化(F≥3)时,肝硬度测值大于 1.55 m/s,敏感度为 86%,特异性为 86%;而肝硬化(F=4)的测值则大于 1.8 m/s,敏感度为 92%,特异性为 86%。2D-剪切波弹性成像技术评估肝纤维化程度:当明显肝纤维化(F≥2)时,肝硬度测值大于 7.1 kPa,敏感度为 90%,特异性为 87.5%;当严重肝纤维化(F≥3)时,肝硬度测值大于 8.7 kPa,敏感度为 97.3%,特异性为 95.1%;而肝硬化(F=4)的测值则大于 10.4 kPa,敏感度为 87.5%,特异性为 96.8%。

**六、鉴别诊断及注意事项**

(一)弥漫性肝癌

弥漫性肝癌多在肝硬化基础上发生,结节直径多为 1.0~2.0 cm,弥漫性分布,结节回声均匀且边界不清晰,与肝硬化鉴别十分困难。弥漫性肝癌多有肝脏明显肿大,肝内回声减低,仔细观察肝内有弥漫的结节,肝内血管结构显示不清晰,局部门静脉分支可增粗、管壁不规则、内多可观察到低或等回声的癌栓,彩色多普勒检查肝内血流信号丰富,且血管形态不规则,频谱多普勒检测多呈动脉性频谱,阻力指数高。若定期复查,弥漫性肝癌患者肝脏迅速增大,肝内可出现融合的团块状肿块,病情迅速恶化。其他检查,弥漫性肝癌有血 AFP 明显升高,CT、MRI 等影像检查有助于鉴别诊断。

(二)早期肝细胞癌

单发性较大的肝增生结节需与早期肝细胞癌的鉴别。彩色多普勒血流特点及声学造影表现对鉴别诊断具有重要价值。

(三)脂肪肝、肝血吸虫病、肝吸虫病等弥漫性肝病

超声鉴别应结合临床表现、病史资料。

## 第五节　脂肪肝

### 一、病理概要

肝内脂肪含量超过肝重量的5%,或在组织学上有50%肝细胞脂肪变时,称为脂肪肝。按肝内脂肪贮积量的多少,脂肪肝分为轻、中、重三度:轻度是指脂肪量超过肝重量的5%~10%,中度为10%~25%,重度为25%~50%或以上。根据脂肪在肝内的分布情况,脂肪肝分为弥漫均匀性和非均匀性脂肪肝两大类,以前者较多见。后者又分为弥漫非均匀型、叶段型和局灶型,弥漫非均匀型脂肪弥漫性浸润肝脏仅残留少部分的正常肝组织或脂肪变轻微的肝组织(后者简称低脂灶),叶段型为增多的脂肪按肝脏解剖叶段分布,局灶型为脂肪堆积区域在肝脏组织内呈团块状分布。

脂肪肝是一种常见的肝脏病理改变,而不是一个独立的疾病。引起脂肪肝的原因主要有肥胖、慢性感染、酒精性肝病、酗酒、糖尿病、慢性肝病、中毒等。早期脂肪肝是可逆性的,长期脂肪肝可发展为肝硬化。

## 二、二维超声表现

### (一)弥漫均匀性脂肪肝

(1)肝脏常有轻度或中度肿大,表面平滑,下缘角变钝,右叶下缘角>75°,左叶下缘角>45°。

(2)肝内回声前部弥漫增强、细密,明显高于正常肝实质和肾皮质回声,因此又称为"明亮肝"。由于脂肪颗粒可产生明显的声衰减,肝实质回声由浅至深回声逐渐减弱,后部回声微弱、稀少,甚至不能显示。整个肝脏透声性差,可呈"云雾状"(图9-17)。

(3)肝内血管稀少,段支以下分支难以显示,门静脉管壁的强回声不显示,肝静脉细小,重者肝内血管不能显示。

### (二)非均匀性脂肪肝

#### 1.弥漫非均匀性脂肪肝

肝脏大部分显示细密的高回声,局部夹杂有正常肝组织的相对低回声区域。常见的为肝脏大部分呈典型的弥漫脂肪肝表现,仅于肝左内叶或右前叶靠近胆囊窝附近显示为局限的低回声,呈不规则片状或近圆形,边界可清楚或模糊,无包膜,邻近的胆囊囊壁无受压凹陷现象(图9-18)。

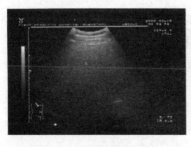
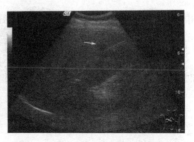
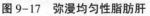

图9-17　弥漫均匀性脂肪肝　　图9-18　弥漫非均匀性脂肪肝

L肝脏箭头所指为正常或脂肪变轻微的肝组织

2. 叶段型脂肪肝

肝内细密的高回声按肝脏解剖叶段分布,以肝内静脉为界边界清楚,内回声可均匀分布或强度不均匀(图 9-19)。

3. 局灶型脂肪肝

多位于肝右叶,脂肪浸润区呈较致密的高回声,单个或多个,形态不规则,边界清晰,但无包膜回声(图 9-20)。

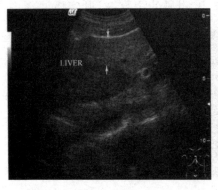

图 9-19　叶段型脂肪肝 Liver 肝脏　　　　图 9-20 局灶型脂肪肝

箭头之间为脂肪变肝段,各箭头所指为脂肪变肝组织 RL 肝右叶

其下方低回声区为脂肪变轻微的肝段

### 三、彩色多普勒和频谱多普勒表现

弥漫均匀性脂肪肝和弥漫非均匀性脂肪肝肝内血流显示稀少,且变细,脂肪肝严重者肝内血流不显示。叶段型和局灶型脂肪肝肝内血管按正常走行分布,分支可穿过片状的异常回声区。血流频谱可无明显异常,脂肪肝变严重时肝内静脉血流速度降低,呈连续性频谱。

### 四、声学造影表现

脂肪肝的声学造影增强模式与正常肝实质一致,这对于局灶性的肝组织脂肪变和"低脂灶"的诊断与鉴别诊断有较大的帮助。

### 五、鉴别诊断及注意事项

#### (一)正常肝

正常肝实质回声强度与肾皮质、脾脏回声强度相近,脂肪肝回声强度则明显增高。

#### (二)肥胖者腹壁脂肪回声影响

肥胖者所产生的衰减对肝、肾和脾均有影响,选用低的探头频率则可清晰显示肝脏的管道纹理结构。

#### (三)肝内局限性占位性病变

局灶型脂肪肝和弥漫非均匀性脂肪肝在肝内显示为局灶性改变,易误诊为肝脏局限性占位性病变。局灶型脂肪肝与肝脏局限性占位性病变不同的是多数可见中心部有静脉分支穿行,无受压弯曲。弥漫非均匀性脂肪肝残留的正常肝组织或低脂灶常位于肝左内叶或右前叶靠近胆囊窝附近,呈不规则片状或近圆形,无包膜,邻近的胆囊囊壁无受压凹陷现象,运用声学造影能有效鉴别诊断大部分局灶型脂肪肝与肝脏局灶性占位性病变。对于少数鉴别诊断困难者可通过短期内随访复查、超声引导下穿刺活检、血液生化检查以及对比其他影像学检查(如 CT、MRI、PET 等)进行鉴别。

## 第六节　肝囊性病变

肝囊性病变常见的有单纯性非寄生虫性肝囊肿、先天性多囊肝、潴留性囊肿、淋巴管囊肿、外伤后肝血肿、肝脓肿、皮样囊肿、囊腺瘤等。超声探测肝囊性病变具有很高的敏感性和特异性,已成为首选的检查方法。

## 一、肝囊肿

肝囊肿多数无临床症状,由检查时发现,少数较大的囊肿可引起右上腹部不适。

### (一)病理概要

肝囊肿分为潴留性和先天性两类,发病率为 1.4%～5.3%,发病率随年龄增加而增高。先天性肝囊肿一般认为是由于肝内胆管和淋巴管在胚胎时发育障碍所致。潴留性囊肿由于体液潴留而形成。胆汁潴留性囊肿起源于肝内小胆管的阻塞,因炎症、水肿、结石或瘢痕收缩所致;黏液性囊肿来源于胆管的黏液腺;淋巴性囊肿为淋巴管的阻塞扩张,多位于肝表面;血液性囊肿由肝穿刺或外伤后出血形成,内也可有胆汁成分。由于两类囊肿的鉴别常较困难,一般通称为单纯性肝囊肿。

肝囊肿可为单个,也可多发,大小的差别较大,大的直径可超过 20cm,囊肿生长极其缓慢,预后良好。小的囊肿对肝组织无明显影响,较大的囊肿可使局部肝组织受压而萎缩,但一般不影响肝脏的功能。本病的检出率与年龄增长有密切关系。

### (二)二维超声表现

(1)肝脏形态大小基本正常,肝内出现一个或数个孤立存在的圆形或椭圆形无回声区,大小不等,多为数毫米至数厘米。无快速生长趋势,直径 2 cm 囊肿增大 1 倍时间常超过 1 年,有的长期无明显变化。

(2)典型囊肿声像图特征(图 9-21):①囊壁菲薄,边缘整齐光滑,与周围肝实质界限清楚;②内部为无回声,较小的囊肿可因部分容积效应而出现弱回声;③后壁和后方回声增强,侧壁可引折射而出现“回声失落”,两侧边后方可出现细条状内收的声影。小的囊肿后方回声增强呈典型的"蝌蚪尾征"。

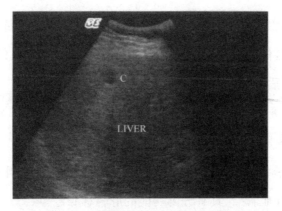

**图9-21　肝囊肿 LIVER 肝脏,C 囊肿**

（3）位置表浅的小肝囊肿因受多重反射伪象的影响可能显示不清,但后方增强效应提示病灶的存在,需仔细调节仪器条件并从多方向探测;位置表浅的较大的肝囊肿,当用探头加压时可显示可压缩性。

（4）多房囊肿内可见分隔光带,壁仍较薄。

（5）肝囊肿合并出血或继发感染时,无回声暗区内出现漂浮的光点,囊壁可增厚,边缘模糊、不平整齐。

（三）彩色多普勒和频谱多普勒表现

肝内血流检测一般无特异所见,较大的囊肿可挤压邻近的肝脏血管移位。囊肿内和囊壁上一般无血流信号显示,少数较大的囊肿囊壁上可显示微弱的点状或短棒状血流,多为静脉型低速血流。

（四）声学造影表现

肝囊肿当合并出血、感染、受伪像干扰时需行声学造影检查以与囊实性肿瘤相鉴别。肝囊肿的造影增强模式表现为各时相均无增强,囊内分隔可呈等增强。肝囊肿合并出血时囊内实性回声造影表现也为各时相无增强。

（五）鉴别诊断及注意事项

（1）肝内管道结构：门静脉、肝静脉、扩张的肝内胆管横断面呈圆形的无回声，与小囊肿相近似，鉴别要点是转动探头后管道结构变为长的管状暗区，且断面的无回声暗区后方回声增强较弱。

（2）多囊肝：肝囊肿多发且数目较多时需与多囊肝鉴别，前者囊肿周围肝组织正常；后者囊肿密布全肝，囊肿间没有正常肝实质显示。

（3）其他肝囊性病变：其他需鉴别的肝囊性病变主要有肝脓肿、肝包虫病、肝癌液化、囊状肝血管瘤、具有分泌功能的肝转移腺癌等。

## 二、多囊肝

（一）病理概要

为先天性疾病，部分病例伴有肾脏、脾脏和胰腺多囊状改变，其中约50%伴有多囊肾。常有遗传性及家族史。肝脏明显肿大，肝表面可见囊肿隆起，囊肿布满整个肝脏，少数仅累及某一肝叶。囊肿大小不一，直径数毫米至数厘米不等，有的可大至几十厘米。囊壁菲薄，囊内含有澄清液体，如有合并感染或出血，则囊液可混浊或呈淡红色。囊肿间只有极少肝组织。

（二）二维超声表现

（1）肝脏明显增大，形态失常，轮廓不光滑，肝被膜凹凸不平。

（2）肝内布满紧密相连的、互不连通的圆形液性暗区，暗区大小不一，直径数毫米至数厘米。囊壁薄而光滑，多数囊与囊之间仅以薄的壁间隔（图9-22）。后方回声增强可不明显。

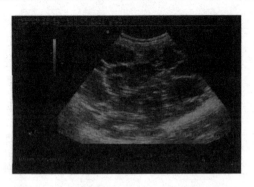

**图 9-22　多囊肝各暗区为大小不等的肿囊**

（3）大的囊肿间呈无数短棒样的等号状强回声，为小囊肿侧壁回声失落时的表现。病变轻者囊肿间有少量正常肝实质显示。

（4）右肾和胆囊被推挤移位。

（5）常合并多囊肾。

## （三）彩色多普勒表现

囊内无血流和频谱信号。肝内小血管可因囊肿挤压、破坏而明显减少，血管被推挤移位或在紧邻的囊肿之间，血流变细、迂曲变形。

## （四）鉴别诊断及注意事项

（1）多发性肝囊肿：囊肿数目相对较少，囊与囊之间有正常肝组织间隔，后壁与后方回声增强明显，无其他脏器的多囊状改变。

（2）先天性肝内胆管囊状扩张：囊肿沿肝内胆管走向分布，且与肝管相通。有的合并肝外胆管囊状扩张。

## 第七节　肝包虫病

包虫病是由于人体感染棘球绦虫的幼虫(棘球蚴)所致的寄生虫病,是一种人畜共患的疾病。流行病学分布有一定的区域性,以畜牧区常见,但随着人口流动性增加以及各地畜产品交易增多,城镇发病率也有增加。包虫病主要有两种,即囊性包虫病与泡状包虫病。人体感染主要是经口食入棘球蚴虫卵,棘球蚴主要侵犯肝脏,其次为肺,其他部位也可侵犯。肝包虫病早期可无症状,囊肿增大时可出现压迫症状,患儿可引起营养不良,严重可影响发育。

### 一、病理概要

肝囊性包虫病在肝脏形成囊肿,即肝包虫囊肿,一般较大,多为单个。囊壁分内外两层,内囊为虫体本身,有两层细胞,内层为生发层,具有繁殖能力,可以生长出另外的育囊,即母子囊(囊中囊),子囊可再生出孙囊,外层为角质层,起保护作用;外囊肝组织反应产生的纤维包膜。肝包虫可长期生存,也可因损伤、感染而退化死亡,此时外囊逐渐增厚,并可发生钙化。成年患者90%以上的肝包虫囊内含子囊,附于母囊壁上,囊内可见大量头节聚集成的囊砂。儿童90%以上患者囊内无子囊。

肝泡型包虫比较少见,由无数个小囊泡集合而成,在肝内形成结节状或连成大块状,生产方式以群集的小囊泡向周围组织浸润扩散,可侵入血管或淋巴管播散到其他部位。囊泡体积小,一般不超过3 mm。较大的病灶中可发生变性、坏死,形成液化腔,外形不规则,没有明显的囊壁。

### 二、二维超声表现

根据肝包虫病的病理变化特点,声像图表现主要有以下几种:

（一）单房囊肿型

此型最多见。肝内见单个或多个圆形或椭圆形液性暗区，边界清晰。有较厚壁，呈双层，内层欠整齐，外层光滑、回声较强。囊内可有细小光点（囊沙）沉积于囊底，改变体位光点在囊内漂浮形成"落雪征"，而新发生的肝包虫囊腔外形饱满，内为均匀的无回声区。当内囊脱落后，囊壁内出现飘动的不定形膜状回声带。

（二）多房囊肿型

囊肿多较大，囊腔内可有许多小囊，形成有特征性的"囊中囊"征象。子囊内或子囊间可也可有囊砂形成的粒状强回声，改变体位可移动。如子囊在母囊内脱落，也可随体位改变而移动。

（三）囊壁钙化型

囊壁厚而粗糙，呈弧形或圆形强回声光带，伴声影。

（四）实块型

多为肝泡状包虫病。表现为实质性团块，形态不规则，界限不清楚，内回声不均匀，可见散在的点状小暗区和砂粒样、斑点状强回声。较大的病灶中央可出现液化暗区，暗区内常有少许沉积状的强光点。邻近的管道结构可有受挤压、浸润现象。

**三、彩色多普勒表现**

通常在囊肿或实质团块内及边缘均无滋养血管血流显示，病灶旁的肝内静脉受挤压时可见其绕行。

### 四、鉴别诊断及注意事项

肝包囊虫病的诊断和鉴别诊断需根据流行病学资料,超声检查有典型的肝包虫病声像图特征,结合 Casoni 试验或血清补体结合试验阳性,可明确诊断。部分声像图不典型的肝包虫病应注意与肝囊肿、多囊肝、肝脓肿、肝癌液化、肝血管瘤等病变相鉴别。如怀疑有肝包虫病囊肿时,切勿做穿刺抽液检查,以免导致囊液外溢而发生其他部位的种植。

## 第八节　　血吸虫及华支睾吸虫肝病

### 一、肝血吸虫病

#### (一)病理概要

血吸虫病是由于血吸虫寄生于人体引起细胞与体液免疫均参与的疾病,主要病变是由虫卵引起肝脏与肠的肉芽肿形成,而以肝脏损害最为严重,严重者可引起肝硬化。我国血吸虫的病原体为日本血吸虫。血吸虫病在我国多发生在水资源较丰富的区域。

血吸虫虫卵随同患者和病畜的粪便排入水中,卵内的毛蚴孵化成熟,破壳而出,浮游于水面,遇到中间宿主钉螺即钻入其体内,经过母胞蚴和子胞蚴阶段后发育成尾蚴,然后离开钉螺再次入水。当人畜接触疫水时,尾蚴钻入皮肤或黏膜病发育成童虫,童虫进入小静脉或淋巴管,随血流经右心到达肺脏,以后由肺毛细血管进入体循环向全身播散,只有进入肠系膜静脉和门静脉的童虫才能发育成为成虫,成虫在人体内的寿命一般为 3~4 年。由于成虫寄居于门静脉系统,大量的虫卵顺流到达肝脏。

成虫对人体的损害较小,其代谢产物可使机体发生嗜酸粒细胞增多、贫血、脾大、静脉炎等。虫卵沉着引起的损害较大,虫卵随门脉血流顺流至肝脏门静脉小分支内停留,在汇管区形成特征性的虫卵结节(即血吸虫肉芽肿),后者分为急性虫卵结节和慢性虫卵结节。急性虫卵结节是由成熟虫卵引起的急性坏死;渗出性病灶,肉眼观为灰黄色、粟粒至绿豆大小的结节。镜下见结节中央为有 1~2 个成熟虫卵,周围为一片无结构的颗粒状坏死物质和大量嗜酸粒细胞聚集,状似小脓肿,所以也称为嗜酸性脓肿。肝细胞混浊肿胀,肝窦扩张充血,肝体积增大。随后虫卵周围肉芽组织由外向中央生长,逐渐趋向增殖性炎症,嗜酸粒细胞显著减少,构成晚期急性虫卵结节。慢性虫卵结节卵内毛蚴死亡,虫卵崩解、破裂,周围为淋巴细胞和增生的肉芽组织,形态与结核样肉芽肿相似,故称为假结核结节,此即为慢性虫卵结节。最后,慢性虫卵结节纤维化玻璃样变,中央可出现钙化。轻度感染的病例仅在汇管区有少量慢性虫卵结节,临床可无症状。长期重度感染汇管区周围有大量结缔组织增生,肝脏纤维化而变硬、缩小导致血吸虫性肝硬化,引起门静脉高压等一系列症状和体征。慢性血吸虫病纤维组织增生主要沿门管区及小叶间纤维呈树枝状交错分布,是声像图上呈网络状光带结构形态学依据。

(二)二维超声表现

1.急性期

肝脏轻度肿大,形态轮廓基本正常,肝表面尚光滑。肝内呈回声增强的、密集的细小光点,分布不均匀,可有散在、边界模糊的低回声区。脾脏可轻度肿大。

2.慢性期

(1)肝脏右叶缩小,左叶增大,左叶边缘角变钝。

(2)肝被膜不平整,锯齿状或凹凸不平。

(3)肝实质回声增强、增粗和分布不均,有斑片状强回声在其内分布。有的肝内出现弥漫分布的回声稍强的纤细的光带,将肝脏实质回声分割呈小鳞片状,大小为 3~5 mm,境界不清楚。特征性表现为肝内出现形态不规则、厚薄不一、纵横交织的条索状高回声带,肝实质被分隔成较大的"网络"状,网格内肝实质大小多在 3 cm 以下,呈"地图"样或"马赛克"样改变(图 9-23)。肝门区及肝内门静脉由于管壁炎症增厚和管壁外周纤维组织增生并包绕管壁,显示为管壁回声增强、增厚,由肝门区延续至肝包膜。肝静脉变细或结构不清,显示的分支也少。

(4)晚期出现血吸虫性肝硬化时,出现门静脉高压,表现为门静脉主干和脾静脉明显扩张、脾脏显著肿大、腹水、侧支循环建立等表现。

(三)彩色多普勒和频谱多普勒表现

肝内门静脉、肝静脉血流变细、变窄,走向异常。血吸虫性肝硬化时有相应的门静脉高压血流改变。

(四)鉴别诊断及注意事项

急性期肝血吸虫病超声检查无特异性,应结合临床资料和其他实验室检查。慢性肝血吸虫病一般具有典型的粗大的"网络"状或"马赛克"状声像图特征,超声检查具有较高的敏感性和特异性。需鉴别的疾病主要有原发性肝癌、其他原因引起的肝硬化等。

1.原发性肝癌

结节型癌结节有一定的球体感,边缘多伴有"声晕"征或"光轮"征,大的癌结节内部多呈高回声或不均匀,可有中央液化形成的不规则暗区。弥漫性肝癌肝内也可显示有弥漫分布的、大小不等的结节,肝体积多有明显增大,回声强度不一,常有门静脉内瘤栓。彩色多普勒检查时原发性肝癌的瘤结节多有丰富的血流信号,且血管形态不规则,主要为动脉型血流频谱。慢性血吸虫病很少伴发原发性肝癌,但同时合并乙肝或肝炎性肝硬化时也可同时伴发肝癌。慢性血吸虫病出现有下列情况者,应考虑伴发肝癌:①短期出现肝大,特别是右叶肿大明显者,伴肝区疼痛,上腹部不适,食欲明显减退,消瘦,腹胀者;②肝实质回声的"网络"结构部分消失,而呈低回声或高回声,或原"网状"状结构普遍为杂乱回声所替代;③门静脉内出现栓子,有栓子处的门静脉管壁不规则,且栓子内或周围检测到动脉血流信号;④血清 AFP 明显升高;⑤多普勒检测出肿块内有动脉血流频谱。

2. 其他类型的肝硬化

肝实质内一般不会出现粗"网络"状声像图特征,结合病史和其他实验室检查可以帮助鉴别。

## 二、华支睾吸虫肝病

华支睾吸虫肝病是华支睾吸虫成虫寄生在肝内胆管引起的寄生虫病,又称为肝吸虫病。我国主要流行于华南地区,以喜食生鱼或半生鱼者的感染率较高。华支睾吸虫产卵后,虫卵随胆汁进入肠道,并随粪便排出体外。第一中间宿主淡水螺吞食虫卵后,虫卵的毛蚴在其消化道内破壳而出,并逐渐发育为尾蚴,排出螺体入水,侵入第二中间宿主淡水鱼或淡水虾体内(尤其是肌肉内),发育成囊蚴。人食入未经煮熟的含活囊蚴的鱼虾后,囊蚴在人体消化道内发育成童虫,童虫经胆总管至肝内各级胆管寄生并发育为成虫。成虫长 10~25 mm,宽 3~5 mm,数量一般数十条至上百条,感染严重时可达数千条至上万条,此时胆囊、胆总管、胰管内也可有成虫寄生。成虫寿命为 15~20 年,以组织液、黏液中的蛋白质和葡萄糖为食,而不吞食胆汁和细胞。

轻度感染者无症状。中度感染有消化不良症状,血中嗜酸粒细胞升高。重度感染者胃肠道症状明显、黄疸、肝大、肝区疼痛等,甚至有肝硬化表现。粪便及十二指肠引流液中可查见虫卵,免疫学实验对诊断也有一定的帮助。

（一）病理概要

华支睾吸虫虫体、虫卵的机械刺激和代谢产物的刺激引起管壁内皮细胞脱落、纤维组织增生而增厚,胆管的机械阻塞和局部狭窄导致的肝内胆管扩张是其最突出的表现,以左叶更显著。胆管上皮细胞和黏膜下腺体呈不同程度增生,严重者呈乳头状、腺瘤样或不典型增生,少数可发生癌变。胆管阻塞可引起阻塞性黄疸,且易于继发细菌感染发生化脓性胆管炎,甚至出现胆管源性肝脓肿形成。死亡的虫体、虫卵和脱落的胆管上皮细胞还可以成为胆石的核心,促成胆石的形成。肝脏轻度肿大,重者肝脂肪变,肝细胞萎缩坏死,最后形成肝硬化。

（二）二维超声表现

（1）肝脏轻度肿大,左叶增大明显。

（2）肝包膜尚平整,重者包膜增厚、凹凸不平。

（3）肝实质回声增强、粗糙,分布不均匀,可有斑点状、小片状、条索状高回声,以左叶明显。

（4）肝内胆管呈不同程度的扩张,可为局限性扩张,管壁增厚、回声增强（图9-24）。肝内显示的分支小胆管明显增多,呈间断的、等号状高回声,似繁星密布,长为1~2 cm。

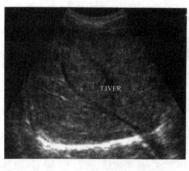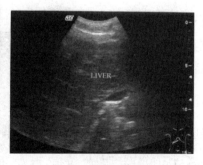

图9-23　慢性血吸虫病肝脏　　　图9-24　慢性期肝吸虫病

肝组织被交织的条索状高回声带分隔成网络状

肝内见条索状高回声带及等号状扩张的胆管。(LIVER 肝脏)

(5)可有胆囊肿大,壁增厚,胆囊内出现点状沉积物或胆囊结石。

(6)晚期出现胆汁性肝硬化,有脾大、腹水、侧支循环建立等一系列表现。

### (三)彩色多普勒和频谱多普勒表现

轻者肝脏血流无明显改变,肝硬化时则出现相应的血流改变。

### (四)鉴别诊断及注意事项

华支睾吸虫急性和轻度感染者肝脏超声表现无特征性,需与急性肝炎、急性期肝血吸虫病等鉴别,应结合病史、流行病学以及实验室检查资料分析。慢性感染者需与胆管结石、肿瘤等所致的肝内胆管扩张鉴别,后者胆管均匀、弥漫扩张,管壁无明显增厚或回声增强,也无呈间断的、等号状的弥漫于全肝的高回声。

## 第九节　肝血管瘤

肝血管瘤是肝脏较常见的良性肿瘤,约占肝良性肿瘤的 14.6%,可见于任何年龄,尸检发现率为 4%~7%。肝血管瘤一般生长缓慢,大多数较小且不引起临床症状,常由影像学检查发现。超声对肝血管瘤的检出率极高,接近100%,是首选的检查方法。

### 一、病理概要

肝血管瘤分为毛细血管瘤和海绵状血管瘤,大多数为海绵状血管瘤。肝血管瘤多为单发,可发生于肝脏任何部位。肿瘤大小不一,可为数毫米至数十厘米。肉眼观,表面呈紫红色或蓝色,质地柔软而富有弹性,边界清楚。

肝海绵状血管瘤可生长至很大,甚至占据大半腹腔。切面为无数个大小不等的、呈蜂窝状(海绵状)的血窦腔,内充满暗红色的静脉血。边缘呈分叶状或较平整,有纤维性包膜。镜下,血窦壁为单层内皮细胞覆盖,由薄的纤维组织间隔,体积大的肿瘤纤维隔内有滋养血管走行。血窦腔内可有新鲜的或机化血栓形成,血栓及间隔也可发生钙化。

肝毛细血管瘤一般比较小,直径为1~3cm,单发多见,多发的可合并有身体其他部位(如皮肤)血管瘤。瘤内血腔狭小,间隔较密的纤维组织。

肝血管瘤一般生长缓慢,或数年大小无变化。肿瘤较小时无任何症状,临床常由影像学检查发现。肿瘤较大时可引起腹胀,右上腹隐痛,巨大的肝血管瘤压迫邻近脏器(如胃肠道)引起相应症状,可在上腹部扪及表面光滑、质软而有弹性的包块,无压痛。如果肿瘤破裂出血,可引起急腹症或出血症状。如肝血管瘤较大或增大迅速、症状明显、怀疑恶变。

**二、二维超声表现**

(1)肝血管瘤较小时,肝脏轮廓、大小和形态均无改变。较大的肝海绵状血管瘤可使肝脏增大,肝脏形态饱满,偶见巨大的占据大部分腹腔。

(2)肝实质内出现边界清晰的占位病变,实时观察病变缺乏球体感。较小的血管瘤以圆形多见,多数为较强回声,外周常有细的声增强带,内部呈细网络状或较均匀;较大的血管瘤形态欠规则,但边缘仍较光滑,可见包膜回声,内部多为混合回声,由网络状分隔光带间隔大小不等的低至无回声区,且无回声区可靠近包膜,此与肝癌的中央液化坏死无回声区有明显不同。肝毛细血管较小,一般直径为1~3 cm内部回声较强;肝海绵状血管瘤则可生长至体积较大。瘤内有纤维化、钙化时,表现有强回声光斑,后方伴声影。

肝血管瘤具有特征性的声像图征象为"浮雕样改变"和"边缘裂开征","浮雕样改变"为肿瘤周边见2~4 mm的环状高回声带,呈花瓣样环绕,中间无间断;"边缘裂开征"为肿瘤边缘有小管道(血管)进入、穿通瘤体的肿瘤边缘稍向内凹陷(图9-25)。出现这些特征性改变对肝血管瘤的诊断有较大帮助。

(3)多数血管瘤可有后方回声轻度增强,较强回声的血管瘤则后方回声无变化。

(4)较小的肝血管瘤很少挤压邻近的管道结构,即使有也很轻微,不造成管腔狭窄。较大的肝血管瘤可推挤邻近的血管弯曲绕行、轻度狭窄。

(5)较大的肝血管海绵状瘤具有叮压缩性,即加压探头可见肿瘤外形改变,向深部被压扁或凹陷,放松后恢复原状。

(6)肝血管瘤多无肝硬化。

(7)动态观察肝血管瘤生长缓慢,或长期大小无变化。

(8)声像图分型:按血管瘤内部回声分型。

①高回声型最多见。多出现于小的肝血管瘤,呈圆形或椭圆形,内为高回声,较致密均匀,中间有小点状或细小管状的低至无回声,呈细筛网状。边界清晰、锐利。大多数毛细血管瘤属此型,小海绵状血管瘤也多为此型(图9-26)。

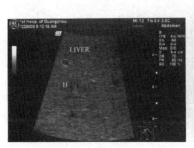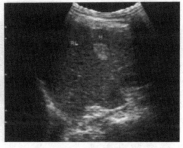

图9-25　肝血管瘤边缘裂开征　　　　图9-26　肝血管瘤(高回声型)

箭头所指血管由低回声血管瘤边缘进入并穿过 M 肝血管瘤

RL 肝右叶瘤体,H 肝血管瘤,LIVER 肝脏

②低回声型较少见。肿瘤多较小,圆形或椭圆形,内为低回声,有细网络状分隔,间隔回声较高回声的低。边界清楚,外周有薄的高回声带包绕(图9-27)。

③混合回声型见于较大的海绵状血管瘤。形态呈近似圆形或不规则形,内呈粗网络状或蜂窝状,间隔内为不规则低至无回声。边界清楚。大肿瘤的无回

声区可靠近肿瘤边缘。

④无回声型极少见。瘤体内无网络状结构,酷似肝囊肿,但其壁较囊肿厚、较模糊,内部透声性也较肝囊肿差。有时可发现血管与无回声区相通或血管绕行(图9-28)。

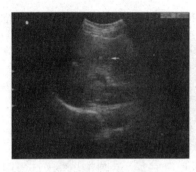 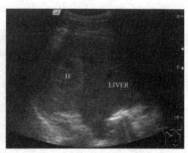

图9-27　肝血管瘤(低回声型)　　图9-28　肝血管瘤(混合回声型)

箭头所指为血管瘤,RL 右肝 H 血管瘤,LIVER 肝脏

(9)按血管瘤大小和分布特点分类。

①巨块型:指肿瘤直径>5 cm。

②结节型:肿瘤直径≤5 cm。其中,小结节型为直径<3 cm,大结节型直径为3~5 cm。

③弥漫结节型:肿瘤多发,结节状,大小不一,在肝内弥漫性分布。

### 三、彩色多普勒表现

虽然肝血管瘤内血流丰富,但血流速度缓慢,因此,彩色多普勒和频谱多普勒超声在大多数血管瘤内不能探测到血流信号。较大的或生长较快的血管瘤内可有彩色血流,但一般血流速度较慢而色彩较暗淡,呈斑点状或短线状。彩色多普勒能量图对肝血管瘤的血流显示率高于速度图。较大的肝海绵状血管瘤可见邻近的血管轻度受压、移位现象。

### 四、频谱多普勒表现

肝血管瘤内血流主要为平稳的门静脉型血流,在病灶周围也可检出肝静脉型血流频谱。少数血管瘤内可检出动脉型血流,但一般血流速度和阻力指数均较低,阻力指数小于 0.6(0.47+0.02)。在大的肝海绵状血管瘤内,有时也可测得高速、高阻力的动脉型血流。

### 五、声学造影表现

当肝血管瘤表现不典型或者合并弥漫性肝病时,通过声学造影观察肝血管瘤内灌注情况多能准确与其他肝占位性病变鉴别。肝血管瘤的声学造影典型表现模式为"慢进慢出"。动脉相,病灶边缘部或整体呈结节状增强或呈环状增强;门静脉相,从病灶的部分或整个外周向中央呈向心性填充,呈团絮状增强;延迟相病灶整体增强无明显消退,表现为等回声或部均匀的高回声(图9-29)。

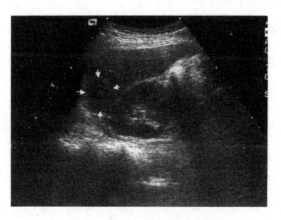

**图 9-29　肝海绵状血管瘤(造影前)**

箭头所指范围内为混合回声的肝海绵状血管瘤肿瘤(箭头所指范围)边缘部呈环状增强

小结节型肝血管瘤声学造影可表现为快进慢出或快进等出,即动脉相快速增强,门脉相和延迟相呈等回声或高回声。肝血管瘤其他不典型表现有动脉相病灶呈结节状增强或呈环状增强,后期提前消退;动脉期仅瘤体边缘增强,瘤内三相均呈无回声。

### 六、鉴别诊断及注意事项

超声检查对肝血管瘤的检出率极高,可达100%。肝血管瘤的超声表现大多数很典型,容易诊断。少数表现不典型的病例,尤其是低回声型的小血管瘤,应注意鉴别,需鉴别的病变主要有主要肝癌、其他类型的肝良性肿瘤、局灶性结节性增生、肝囊肿、肝包虫病、肝血管肉瘤等。对于不典型的肝血管瘤(尤其是低回声型)有时与其他病变鉴别困难,可在超声引导下做穿刺活检。

#### (一)肝癌

原发性肝癌(特别是小肝癌)由于预后不同,应特别注意鉴别。肝癌内回声变化规律与肝血管瘤相反,小肝癌多为低回声,较大的肝癌内部为高回声或以实质性不均匀回声为主的液实性混合回声。低回声的小肝癌外周常有声晕包绕,其内部或边缘常可检测到血流信号,且多为高速高阻型,多合并有肝硬化,实验室检查有血AFP升高等,可以鉴别。较大的肝癌与大血管瘤的超声表现一般各具特征,较容易鉴别。

#### (二)其他类型的肝良性肿瘤和良性病变

肝腺瘤内多为低回声,内常有斑片状的高回声和不规则液性暗区;肝局灶性结节性增生(FNH)病灶多为中高回声,在较低回声的中央可见星状或放射状的高回声,多普勒超声检查可见中央动脉血流;囊型肝血管瘤可酷似肝囊肿,但肝囊肿壁纤细光滑,后方回声增强显著;肝泡状包虫病也可表现为实质性团块,但形态不规则,界限不清楚,内回声不均匀,可见散在的砂粒样、斑点状强回声,应结合流行病学和实验室检查资料帮助鉴别诊断。

# 第十节　门静脉海绵样变

## 一、病理概要

门静脉海绵样变是各种原因导致门静脉主干和(或)分支完全或部分性阻塞后,在其周围形成大量侧支静脉或阻塞后再通,是一种保护性代偿机制。门静脉阻塞的原因可为门静脉先天性发育异常或后天性阻塞。先天性门静脉海绵样变罕见,为门静脉主干几分支先天性发育异常,管腔显著狭窄、闭锁或缺失,患病新生儿出生后如无良好的代偿存在常导致肝功能衰竭引起死亡。后天性最常见的为瘤栓,其次为血栓形成、门静脉炎症、肝硬化门脉高压等,门静脉受外部肿瘤等压迫也可出现海绵样变,但很少见。侧支静脉伴行于阻塞的门静脉,呈蜂窝状交错扭曲,可呈瘤样扩张,引流其远端的血流越过阻塞部位与肝内静脉分支交通。另外,血栓阻塞可因机化,血管再通等改变,以保证肝脏血流灌注。阻塞严重时,侧支静脉与再通静脉代偿不足,常导致门静脉高压。

## 二、二维超声表现

(1)闭塞部位的门静脉主干和(或)分支的正常结构消失,或近隐约可见(图9-30)。

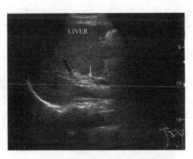

**图9-30　先天性门静脉海绵样变**

箭头所指处正常门静脉主干结构消失,出现迂曲、交错的代偿侧支静脉后天性者于管腔内常可见非均质的、形态不规则的中等或稍强回声团块充填(瘤栓、血栓等)(图9-31)。如为瘤栓,常可见管壁不规则。

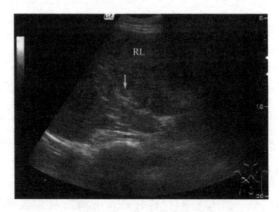

**图9-31　后天性门静脉海绵样变(瘤栓所致)**

空心箭头所指为门脉为瘤栓充满,白箭头所指为代偿性侧支静脉,RL 肝右叶

(2)在肝门附近出现迂曲的、呈网状交错的管状无回声结构,粗细不均,其圆形断面也交织其中,呈蜂窝状改变,并沿门静脉左、右支向肝内延伸,至较深部位。有的代偿性侧支静脉较粗大且很长,可达 1.0cm 左右,与正常门静脉主干管径相当,容易混淆,但前者走形迂曲、多条呈缠绕伴行,可以帮助鉴别。

(3)常有门静脉高压的一系列表现,如脾大、腹水侧支循环形成等。

**三、彩色多普勒表现**

完全阻塞时门静脉内血流消失,在阻塞的门静脉旁蜂窝状结构内见深蓝色或暗红色血流信号,侧支静脉扭曲扩张明显时血流较多而呈多色血流交错状。当门脉不完全阻塞时,其内亦可见点状或线条状彩色血流。门脉主干和左、右支旁肝动脉较粗大且血流速度较快而容易显示。

## 四、频谱多普勒表现

阻塞的门静脉内检测不到血流频谱。其旁的侧支静脉内血流频谱显示均为低速的连续平坦的静脉型,方向可正向亦可反向,血流速度在 5~10cm/s 以内。瘤性阻塞则在阻塞的光团内及周围测得动脉型血流。有动-静脉瘘时可见色彩明亮的高速血流。

## 五、鉴别诊断及注意事项

先天性胆管囊状扩张和胆总管长期阻塞所致的肝内外胆管扩张也可在门静脉周围显示为迂曲扩张的管状结构,需加以鉴别。彩色多普勒和频谱多普勒探测门静脉内血流基本正常,而伴行的管道内无血流信号则容易鉴别。需注意有时门静脉海绵样变时,侧支静脉血流极其缓慢,需调节彩色量程至很低方能显示出血流信号。

# 参考文献

[1] 柏宁野,周宏良,张华玲,等.胆囊切除术后残余胆囊的声像图研究[J].中国超声医学杂志,2003,19(10):766-768.

[2] 毕静药,李胜利,刘菊玲,等.三平面交超声扫查诊断台儿唇腭裂的价值[J].中国妇幼保健,2005,20(16):2082-2083.

[3] 蔡香然,陈棣华.消化道平滑肌类肿瘤的 X 钡餐造影与 CT 诊断[J].临床放射学杂志,2002,21(4):283-286.

[4] 蔡庄伟,杜立峰,张长运,等.超声对出血坏死型胰腺炎早期诊断及随访的评价[J].实用放射学杂志,2004,20(10):935-937.

[5] 曹泽毅.中华妇产科学[M].北京:人民卫生出版社,1999.

[6] 常才.经阴道超声诊断学[M].北京:科学出版社,1999.

[7] 常洪波,刘金凤,王虹霞,等.胎儿唇腭裂畸形的超声诊断价值[J].中国超声医学杂志,1999,15(6):468-471.

[8] 陈常佩,陆兆龄.妇产科彩色多普勒诊断学[M].北京:人民卫生出版社,1998.

[9] 陈常佩,陆兆龄.围生期超声多普勒诊断学[M].北京:人民卫生出版社,2002.